医科物理实验

主　编：章　羽
副主编：顾小杰

東南大學出版社
SOUTHEAST UNIVERSITY PRESS
·南京·

图书在版编目（CIP）数据

医科物理实验 / 章羽主编. -- 南京 : 东南大学出版社，2024. 12. -- ISBN 978-7-5766-1781-8

Ⅰ. R312-33

中国国家版本馆 CIP 数据核字第 20240KG986 号

责任编辑：夏莉莉　责任校对：韩小亮　封面设计：余武莉　责任印制：周荣虎

医科物理实验

Yike Wuli Shiyan

主　　编：章　羽
出版发行：东南大学出版社
出 版 人：白云飞
社　　址：南京四牌楼 2 号　邮编：210096
网　　址：http://www.seupress.com
经　　销：全国各地新华书店
印　　刷：广东虎彩云印刷有限公司
开　　本：700 mm×1000 mm　1/16
印　　张：10.5
字　　数：165 千字
版　　次：2024 年 12 月第 1 版
印　　次：2024 年 12 月第 1 次印刷
书　　号：ISBN 978-7-5766-1781-8
定　　价：32.00 元

前　言

医科物理实验课程在东南大学已有20年的探索与积累，本课程实验教学内容偏重于基本物理学的典型实验，同时加入一些与医学专业相联系、医学应用相结合的实验内容，主要目标在于促进学生对一些基本概念和原理的认识、理解，并在实验中促进学生主观能动性的发展，从而激发学生学习的兴趣，增强自主意识，培养创新思维。

根据本课程的培养目标和教学功能，本书包括绪论、实验准备及9个实验项目(共13个实验)，实验项目的设计上力求将物理学的基本原理、物理实验技术与其在医学上的应用有机地结合起来，为后续的专业实验能力训练起到引领的作用。

本书的编写按照循序渐进的原则，内容由浅入深，逐步提高，部分实验项目里包含了基础性实验和综合性实验，以适应不同水平医科学生的需求，便于因材施教。实验项目相对独立，便于实验教学安排，同时考虑到本课程面向的是新入学医学院的本科生，在实验准备的数据处理部分进行了简化。

本书是在多年的教学实践的基础上编写而成，由章羽、顾小杰编写。感谢东南大学物理实验中心的医科物理实验课程教学团队，感谢他们为本课程实验项目建设所做出的贡献，特别感谢陈乾和黄兆聪，他们在本书的编写过程中提出了很多的建议和帮助！

本书在编写中参考了大量的文献资料，已在书后标注。谨在此表示感谢！

由于编者水平有限，书中错误之处在所难免，谨希读者批评指正。

编　者

2024.11

目　录

绪 论

一、医科物理实验课程的任务

在当今各学科相互融合、高度渗透的背景下，物理学以其独特的亲和力，已成为自然科学的核心，新技术的源泉。物理学理论和实验的发展哺育着近代高新技术的成长和发展。物理实验的思想、方法、技术和装置常常是自然科学研究和工程技术发展的生长点。物理实验技术对现代医学科学发展有着非常重要的作用，物理学的研究成果广泛地应用于现代医学临床及研究中，例如X射线、CT、超声及各种显微技术等，这些物理研究和实验技术的应用加速了医学科学的发展。因此，在现代化的医学教育中，医学类专业的学生必须学习相应的物理学知识和物理实验技能。

医科物理实验课是一门将物理学基础理论和实验技术与医学诊断相结合的课程，介绍了与医学专业相关的物理知识、物理实验技术。医学类专业的学生通过这门课程的学习，不仅获得了与医学相关的物理实验技能的训练，同时学习到如何将物理基础理论应用于医学领域的思维方法和手段，为其后续的医学课程奠定必要的基础。

医科物理实验课程面向新入学的医学院的本科生，由于学生是大一新生，因此实验教学内容偏重于基本的物理学的典型实验项目，同时加入一些与医学专业相联系、和医学应用相结合的实验内容，主要目标在于促进学生对一些基本概念和原理的认识、理解，并在实验中促进学生主观能动性的发展，从而激发学生学习的兴趣，增强自主意识，培养创新思维。

医科物理实验课程是独立设置的，它的具体任务如下：

(1) 巩固、扩展、加深学生的物理学知识。通过对实验现象的观察、分析和对物理量的测量，学习物理实验知识，促进学生对基本概念的认识、理解应用物理学原理。

(2) 培养与提高学生的科学实验能力。包括通过阅读实验教材和查阅参考资料,正确理解实验内容;借助教材或仪器说明书,正确使用仪器;运用物理学理论对实验现象进行合理分析;正确记录、分析和处理实验数据,撰写合格的实验报告;独立完成适当的综合设计性实验任务等能力。

(3) 培养与提高医科学生的科学实验素养。包括理论联系实际、实事求是的科学作风;严肃认真、一丝不苟的工作态度;在实验中促进学生主观能动性,增强自主意识,培养创新思维。

二、学生须知

1. 实验理论课

实验理论课是学生开始实验课程之前的重要基础,一般在学期的第一、二周进行实验基础理论教学,每位同学必须参与并掌握。

(1) 实验课前,仔细阅读实验教材或有关资料,明白实验的目的要求、原理和方法,初步了解有关测量仪器的主要性能、使用方法和注意事项。

真正了解每次实验“做什么、怎么做、为什么这样做”,完成实验报告本上预习报告部分内容。

教师上课时将检查学生预习情况,凡未预习或预习不充分的学生,教师可责令其充分预习后再进行实验。

(2) 实验课必须携带实验教材、实验预习报告、图纸、计算器及必备的文具。

2. 实验课操作

(1) 实验课应严肃认真,实验时应遵守实验室规章制度,井井有条地布置仪器,安全操作,细心观察实验现象,认真钻研和探索实验中的问题。

(2) 实验中要正确记录数据,不得伪造实验数据或相互抄袭实验结果,如发现数据有疑问时,可以重新实验,并对原来数据标上特殊符号以备查考。实验完毕须经指导教师审核签阅后方可结束实验。

(3) 遵守纪律、爱护公物,如有遗失或损坏仪器等情况发生,请及时向指导教师报告,实验结束应将仪器、桌凳等整理好后再离开实验室。

3. 规范的实验报告

实验报告是把实验的目的、方法、过程、结果等记录下来,对整个实验过程进行全面总结，提炼出一个客观的、概括的、能反映实验全过程及其结果的书面材料。实验报告也是实验教学的重要环节。

实验报告一般包括以下几个方面的内容：(1)实验名称；(2)实验目的；(3)实验仪器；(4)实验原理和内容；(5)实验操作步骤与注意事项；(6)实验数据的记录、整理与处理，这是实验中最重要的部分，要求我们将实验过程所观察到的现象、指标，按照实验结果的处理要求如实准确地记录、计算；(7)对实验进行总结分析，得出合理的结论并进行分析、讨论。

4. 成绩评定

物理实验总成绩从实验预习、实验操作能力、实验报告、实验态度等几方面综合评定。

实验准备

测量、误差与数据处理

本章介绍测量的概念、误差分析和实验数据处理的初步知识，这些知识在物理实验课程学习和今后科学研究工作中都会用到。希望同学们认真学习，学会正确地进行实验数据处理。

Ⅰ　测量与测量误差

一、测量

测量是按照某种规律，用数据来描述观察到的现象，即对事物做出量化描述。测量其实是一个比较的过程，即被测量物理量与标准量的一个比较。在科学实验中，一切物理量都是通过测量得到的。

测量的四个要素：测量对象、计量单位、测量方法、测量精度。测量得到的实验数据应包含测量值的大小和单位，二者缺一不可。

按测量方法可分为直接测量和间接测量。

直接测量——直接用仪器或仪表测出待测量结果的测量，例如用直尺测量长度、用秒表测时间、用天平测物体的质量等。

间接测量——利用若干直接测量结果按一定的函数关系得到待测量的大小，例如测出物体的体积和质量，再用公式算出物体的密度。

在物理实验中进行的测量，大多属于间接测量，因为许多物理量难以用计量仪器实现直接测量，或者直接测量的精度不高，所以物理实验中大量的测量是间接测量。

二、误差的基本概念

1. 真值

任何一个物理量在一定客观条件下，都存在着一个不以人的意志为转移的客观值，这个客观值称为该物理量的真值。

被测量的真值是客观存在的，是一个理想的概念，一般是不可知的。在实际测量中常用被测量的实际值或已修正过的算术平均值来代替真值，称为约定真值。

2. 测量误差

由于测量仪器、测量方法、测量条件和测量人员的水平以及种种因素的局限，在实际测量过程中，任何一种测量结果的量值与真值之间总会或多或少地存在一定的差值，也就是说我们所测得的只能是某物理量的近似值，即测量结果与被测量真值之间总存在着偏差，这就是测量误差，简称“误差”，误差的大小反映了测量的准确程度。

进行误差分析对科学实验有极其重要的指导意义，测量总是存在着一定的误差，但实验者应该根据要求和误差限度来制订或选择合理的测量方案和仪器，误差自始至终贯穿于整个测量过程之中，为此必须分析测量中可能产生各种误差的因素，尽可能消除其影响，并对测量结果中未能消除的误差做出评价。

3. 误差的表示方法

误差的大小可以用绝对误差来表示，也可用相对误差来表示。

$$\text{绝对误差}=\text{测量值}-\text{真值}$$

绝对误差是一个有量纲的代数值，它表示测量值偏离真值的程度，绝对误差大说明测量结果离真值远，准确度低。

相对误差反映了测量的准确程度，是一个无量纲的量，通常用百分数表示。相对误差的大小反映了测量结果的优劣。

$$\text{相对误差}=\frac{\text{绝对误差}}{\text{真值}}\times 100\%$$

三、误差的分类

根据测量误差的来源和性质，一般可将其分为系统误差、随机误差和粗大误差三类。通常前两类误差是混杂在一起出现的。

1. 系统误差

系统误差是指在同一条件下(方法、仪器、环境、人员)，多次测量同一被测量的过程中误差的大小和符号保持不变，或当条件改变时按某一规律变化的误差分量。

系统误差主要来源如下：

(1) 方法误差

由于实验方法本身或测量原理的近似性带来的误差，如用伏安法测电阻没有考虑电表内阻的影响，用单摆测重力加速度时取 $\sin\theta \approx \theta$ 带来的误差等。

(2) 仪器误差

由于仪器本身不完善而产生的误差，包括仪器的零值误差、示值误差、测量附件误差等，如天平不等臂带来的误差。

(3) 环境误差

由于实际环境条件与规定条件不一致引起的误差，如标准电池是以 20 ℃时的电动势作为标称值的，若在 30 ℃条件下使用时，如不加以修正就引入了系统误差。

(4) 人为误差

由于测量人员主观因素和操作技术所引入的误差。

系统误差按掌握程度分类，可分为已定系统误差和未定系统误差。

已定系统误差的符号和绝对值可以确定，一般在实验中通过修正测量数据和采用适当的测量方法(如交换法、补偿法、替换法、异号法等)予以消除。未定系统误差的符号和绝对值未能确定，实验中常用估计误差限的方法得出。

系统误差虽有其规律性，但要准确找出其误差的原因却无一定的规律可循。大学物理实验要重视对系统误差的分析，尽量减小它对测量结果的影响，一般采用的方法是：①对已定系统误差进行修正；②通过校准测量仪器、改进实验方案和实验装置、修正测量数据和采用适当的测量方法(如交换法、补偿法、替换法、异号法等)予以减小或消除;③合理评定系统误差分量大致对应的B类不确定度。减小和消除系统误差是比较复杂的问题,也是培养学生科学实验能力的一个重要方面。

2. 随机误差

在极力消除或修正一切明显的系统误差之后,在同一条件下多次测量同一物理量时,测量结果仍会出现一些无规律的起伏。这种以不可预知的方式变化的测量误差分量称为随机误差。随机误差是由实验中各种因素(如温度、湿度、气流、电源电压、杂散电磁场、震动等)的微小变动引起的,以及实验装置、测量机构在各次调整操作时的变动性,测量仪器示值的变动性,观察者本人在判断和估计读数上的变动性等等引起的。随机误差,就某一测量而言是没有规律的,当测量次数足够多时,随机误差服从统计分布规律,可以用统计学方法估算随机误差。

3. 粗大误差(过失误差)

粗大误差指明显超出规定条件下预期的误差。粗大误差是在测量过程中某些突然发生的不正常因素,如较强的外界干扰、测量条件的意外变化、测量者的疏忽大意等造成。它是统计的异常值,属于失控或人为的错误,应尽量避免。如果在测量结果中出现粗大误差则应按一定规则剔除。

四、测量结果的最佳值与随机误差的估算

1. 随机误差的分布规律

实践证明,在相同条件下进行的多次测量,即等精度测量(物理实验中大多采用等精度测量)中,当测量次数 n 很大时(理论上是 $n \to \infty$),测量列的随机误差多接近于正态分布(即高斯分布)。如图1所示,图中横坐标表示随机误差 Δx,纵坐标表示对应的误差出现的概率密度 $p(\Delta x)$。

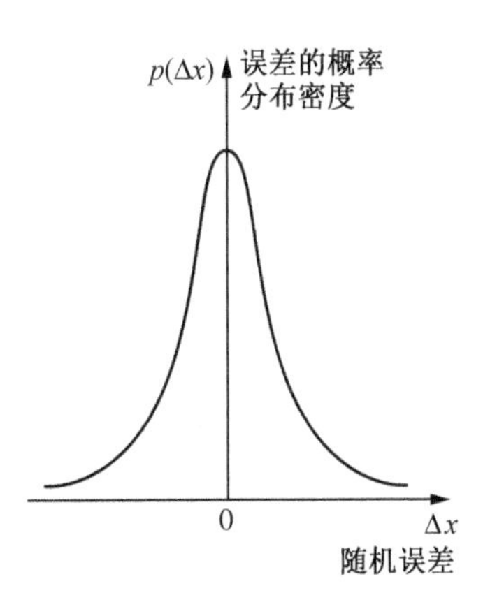

图1 正态分布曲线

服从正态分布的随机误差具有如下统计特征:

① 单峰性 绝对值小的误差出现的概率比绝对值大的误差出现的概率大。

② 有界性　绝对值很大的误差出现的概率很小，甚至趋近于零。

③ 对称性　绝对值相等的正负误差出现的概率相同。

④ 抵偿性　随着测量次数的增加，随机误差的算术平均值越来越趋近于零。

也就是说，若测量误差只有随机误差分量，则随着测量次数的增加，测量列的算术平均值越来越趋近于真值。因此增加测量次数，可以减小随机误差影响。抵偿性是随机误差最本质的特征，原则上凡具有抵偿性的误差都可以按随机误差的方法处理。

实际测量总是在有限次内进行，如果测量次数 $n \leqslant 20$，误差分布明显偏离正态分布而呈现 t 分布形式。t 分布函数已算成数表，可在数学手册中查到，t 分布曲线如图 2 所示。数理统计中可以证明，当 $n \to \infty$ 时，t 分布趋近于正态分布（图 2 中的虚线对应于正态分布曲线）。由图可见，t 分布比正态分布曲线变低变宽了；n 越小，t 分布越偏离正态分布。

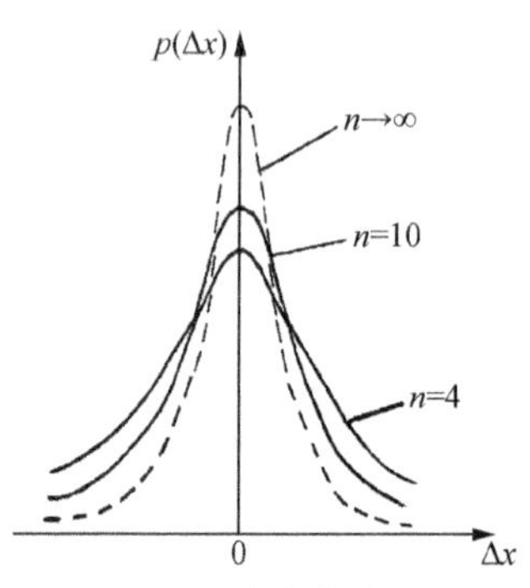

图 2　t 分布曲线

2. 标准偏差——随机误差的离散程度

在进行随机误差的估计时，算术平均值和标准偏差是两个重要的数字特征量。

设在某一物理量的等精度测量中，测量列为 $x_1, x_2, x_3, \cdots, x_n$，该测量列的算术平均值 $\bar{x}$

$$\bar{x} = \frac{1}{n} \sum_{i=1}^{n} x_i \tag{1}$$

根据误差理论，标准偏差 S 为

$$S = \sqrt{\frac{\sum_{i=1}^{n} (x_i - \bar{x})^2}{n-1}} = \sqrt{\frac{\sum_{i=1}^{n} (\Delta x_i)^2}{n-1}} \text{（贝塞尔公式）} \tag{2}$$

它表示测量值 $x_1, x_2, x_3, \cdots, x_n$ 及其随机误差的离散程度。S 大，测量值 x_i 分散；S 小，测量值 x_i 密集。

$\bar{x}$ 是被测量的算术平均值，也是该测量量的最佳估计值，但它与真值之间仍存在误差。由随机误差的抵偿性可知，$\bar{x}$ 的误差理应比任何一次单次测量值的误差更小些。

用平均值的标准偏差 $S_{\bar{x}}$ 表示测量列算术平均值的随机误差的大小程度，由数理统计理论可以证明

$$S_{\bar{x}} = \frac{1}{\sqrt{n}} S \tag{3}$$

$$S_{\bar{x}} = \sqrt{\frac{\sum_{i=1}^{n}(x_i - \bar{x})^2}{n(n-1)}} \tag{4}$$

由式(4)可知，$S_{\bar{x}}$ 随着测量次数的增加而减小，似乎 n 越大，算术平均值越接近于真值。实际上，在 $n > 10$ 以后，$S_{\bar{x}}$ 的变化相当缓慢，另外测量精度主要还取决于仪器的精度、测量方法、环境和测量者等因素，因此在实际测量中，单纯地增加测量次数是没有必要的。在本课程中一般取 6～10 次。

Ⅱ　测量结果的表达形式和有效数字

一、测量结果的表达形式

一般情况下，科学实验中的测量结果应该体现出测量值和对应的测量误差的评定两个方面。

按照我国国家计量技术规范《测量误差及数据处理》(JJG 1027—91)，测量结果的最终表达形式应为

$$w = W \pm U \tag{5}$$

式(5)中，w 为被测量值，W 为测量值(不含应修正的系统误差)，U 为总不确定度，它们具有相同的单位。不确定度是对被测量的真值所处量值范围的评定，即是对测量误差的一种评定方式。不确定度是一个恒为正值的量，它表示由于存在测量误差，导致被测量的真值不能确定的程度。

本教材不讨论不确定度的计算与评定内容。有兴趣的同学可参阅东南大学理工科物理实验教材——钱锋、潘人培主编的《大学物理实验》(修订版)，高等教

育出版社，2005 年。

1. 直接测量结果的表示

(1) 多次测量

在直接对某一物理量 x 进行等精度测量之后，测量值采用测量列的算术平均值 $\bar{x}$（不含应修正的系统误差）表示。

(2) 单次测量

实际工作中，有时由于条件的限制不能进行多次测量；或由于仪器的精度较低，或被测对象不稳定，多次测量的结果并不能反映随机性，此时多次测量已失去意义。

2. 间接测量结果的表示

间接测量的测量值是由直接测量的测量值通过公式计算得到的，由于直接测量有误差，它们必然通过函数关系传递给间接测量量，这就是误差的传递。直接测量量 x，y，z，… 的不确定度 U_x，U_y，U_z，… 必然会影响到间接测量结果，这种影响可以通过不确定度的合成计算出来。计算方法本教材也不讨论。

本教材的所有实验中，间接测量的测量值由各直接测量结果计算得到，计算时注意有效数字及其运算规则。

二、有效数字及其运算

1. 有效数字的概念

既然物理量的测量结果都有误差，那么任何物理量的测量数值都应在一定程度上反映出该物理量的测量误差或不确定度。

例如图 3 中，用钢直尺量得一短棒的长度为 5.83 cm，其中 5.8 是从钢直尺上准确读出，是准确数字，最后一位 3 是从毫米刻度下估计的，是欠准数字。准确数字和欠准数字一起构成有效数字。

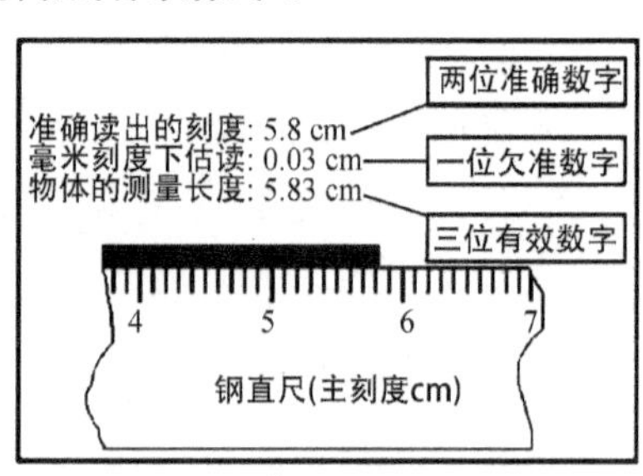

图 3　有效数字示例图

2. 正确书写有效数字

(1) 在记录测量数据时，应使最后一位(欠准)数字恰好在误差所在位。一般来说，仪器显示的数字均为有效数字(包括最小刻度后估读的一位)，不能随意增减。但有时当仪器误差较大或测量对象、测量方法比较粗糙时，应根据实际情况来决定是否要估读到最小刻度后一位。

(2) 表示测量结果的末位数字(欠准数)与不确定度的数字对齐。总不确定度取 1～2 位有效数字。

(3) 有效数字位数反映了客观测量结果，与小数点的位置或单位无关。例如，5.830 cm 和 0.058 30 m 都是四位有效数字，数字“5”前面的 0 只是表示小数点的位置，而非有效数字，数字“3”后面的 0 是有效数字，表示测量的误差位，切勿随意舍去。

(4) 采用科学表达式。科学论文中常用科学表达式书写数据。即将有效数字的首位作个位，其余数字均处于小数点后，再乘 10^n。例如 31.6 g$=3.16\times10^{-2}$ kg。

3. 有效数字的运算规则

既然有效数字包含欠准数字，则它的运算如同间接测量结果的计算一样，也存在误差传递问题。严格地说，应该根据测量误差或不确定度来确定有效数字位数。为了简化计算，约定下列规则：

(1) 尾数的取舍　运算中确定了欠准数所在位后，去掉其余尾数时采用“四舍六入五凑偶”法。即尾数小于五则舍，大于五则入，等于五前一项是偶数则舍，前一项是奇数则入。这样，可使舍入的机会相等。

(2) 加减运算　几个数相加减时，计算结果的欠准位与各量中欠准位数最高的对齐。

例如：　$251.\underline{3}+0.4\underline{5}=251.\underline{8}$　　　$58\underline{3}-41.2\underline{3}=54\underline{2}$

$$\begin{array}{r} 251.\underline{3} \\ +\quad 0.4\underline{5} \\ \hline 251.\underline{75} \end{array} \qquad\qquad \begin{array}{r} 58\underline{3} \\ -\quad 41.2\underline{3} \\ \hline 54\underline{1}.\underline{77} \end{array}$$

式中底部加横线的数字是欠准数。

(3) 乘除运算　几个数相乘除时，计算结果的有效数字位数和参与运算的

各量中有效数字位数最少的相同。例如：$0.3521 \times 0.28 = 9.9 \times 10^{-2}$

(4) 其他运算

乘方、开方、对数等函数运算，结果的有效数字位数一般与原函数的有效数字位数相同(对数的首数不作为有效数字)。

三角函数的运算，其结果的有效数字与测角仪器的分度值有关，一般可通过角度变化1个分度值时其结果在哪一位产生差异来确定其有效数位数。例如FGY型分光计的分度值为30″，用此分光计测出的某角度值为20°6′，则 $\sin 20°6'$ 取四位有效数字。因为 $\sin 20°6' = 0.343\,659\,694$，$\sin 20°6'30'' = 0.343\,796\,276$，两者的差异出现在小数点后的第四位上，这一位可认为是欠准位。即 $\sin 20°6' = 0.343\,6$。

参与运算的准确数或常数如 π, e, $\sqrt{2}$, $\frac{1}{4}$ 等，其有效数字位数有无限多位，可根据运算需要合理取值。

在实验过程中正确运用有效数字，不仅能如实地反映测量结果，而且可以简化运算。我们特别强调：记录被测物理量的原始数据时，要注意测量值的有效数字位数，不要漏记有效的"0"；在运算的中间过程，一般可多保留一位数字，但是作为最后结果的有效数字位数一定要由不确定度来决定，不得随意增减。

例1 已知测量结果为(单位略) $A = 20.026$，$B = 5.418$，$C = 5.414$，$D = 20.63$。求 $N = D + A/(B - C)$。

解 $$N = 20.63 + \frac{20.026}{5.418 - 5.414} = 20.63 + \frac{20.026}{0.004} = 20.63 + 5 \times 10^3 = 5 \times 10^3$$

例2 已知 a 为常数1，$b = 0.002\,0$，$c = 2.312\,594$。求 $d = c(a + b)$。

解 对于常数1，它的有效位数可以认为是无限多的。因此

$$d = 2.312\,594 \times (1 + 0.002\,0) = 2.312\,594 \times 1.002\,0 = 2.317\,2$$

例3 用一级螺旋测微器测量2个小钢球直径，测得数据如下：

测量次数	1	2	3	4	5
钢球直径 d / mm	9.345	9.346	9.347	9.346	9.347

螺旋测微器的初始读数为 -0.006 mm，试求小钢球的体积。

解　小钢球的直径 d 是直接测量量，体积 V 是间接测量量。

（1）先求出小钢球的直径的测量结果，即 5 次测量的平均值，对螺旋测微器的初始读数构成的系统误差应予修正，所以 d 的平均值 $\bar{d}=9.352\ \mathrm{mm}$

测量次数	1	2	3	4	5	平均值	修正值
钢球直径 d /mm	9.345	9.346	9.347	9.346	9.347	9.346	9.352

（2）再求小钢球的体积

$$V=\frac{\pi}{6}d^3=\frac{\pi}{6}\times 9.352^3=428.26\ (\mathrm{mm}^3)。$$

d 有 4 位有效数字，根据有效数字计算规则知 V 也应取 4 位有效数字，即小钢球的体积 $V=428.3\ \mathrm{mm}^3$。

Ⅲ　实验数据处理

用简明而又科学的方法，表达和分析实验数据并从中找出内在的规律，这就是数据处理。数据处理的方法有多种，实际工作中往往同时采用几种方法，从不同的方面表达和分析实验数据。在此仅就列表法、图示和图解法、逐差法作简单的介绍。

一、列表法表达实验数据和结果

列表法是数据处理的一种基本方法。将数据按一定的规律列成表格使得数据表达清晰、有条理，易于核查和发现问题，有助于分析物理量之间的相互关系和规律。

数据表格没有统一的格式，但在设计表格时应注意以下几点：

首先要写明数据表格的名称，必要时还应提供有关参数。例如，所引用的物理常数，实验时的环境参数(如温度、湿度、大气压等)，测量仪器的误差限等。

数据表格的标题栏设计要合理、简单明了，便于记录原始数据，便于揭示物理量之间的相互关系。在标题栏中应表明各物理量的名称、符号、单位及量值的数量级，不要将物理量的单位及数量级重复记在各个数据后。

数据表格可分为原始数据记录表格和实验数据表格两种。

原始数据记录表格用于实验进行过程中，其表格的设计一般以待测量和设定的测量条件值为主。表格中的数据要正确地反映测量结果的有效数字，测量次数应多设定几次，以便在需要时使用。原始数据的记录不要随意修改，如果数据记录有错或有疑问，应在此数据上画一条斜杠以供备查，把修正的数据写在旁边。

实验数据表格中除了原始测量数据外还应包括有关计算结果（包括一些中间计算结果），如平均值、不确定度等。

实验数据表格设计举例（表 1）：

表 1　空心圆柱体体积的测定

仪器：游标尺　　　　分度值：0.02 mm

测量次数	高 H/mm	外径 D/mm	内径 d/mm
1			
2			
3			
4			
5			
6			
平均值	$\overline{H} =$	$\bar{D} =$	$\bar{d} =$
测量结果	$V = \frac{1}{4}\pi(D^2 - d^2)H =$ mm^3		

二、图示和图解法处理实验数据

图示和图解法是一种广泛用于处理实验数据的方法，尤其是在没有完全掌握实验规律，或很难用一个简单的解析函数表示物理量之间的关系时（例如，一天内的气温变化，晶体管的输入和输出特性等），用图示和图解法处理实验数据更显得简洁明了。

1. 图示法表达实验的函数关系

图示法的作用和优点：

图示法简明直观，它不仅显示出物理量之间的相互关系、变化趋势，而且能从图线上看出变量的极大值、极小值、转折点、周期性和某些奇异性。如果通过内插法或外推法，可以从图线上直接读出没有进行观测的点的数值。

如果图线是依据测量数据点绘出的平滑曲线，则作图法有多次测量取平均的效果。

在图线上能方便地发现实验中的个别测量错误，并根据图线对实验的误差进行分析。

在图示基础上，用图解法可方便地求出实验需要的某些结果。例如对直线，可从图线上求出斜率和截距等(物理问题中，直线的斜率和截距往往代表了某些重要的物理参数)。

在物理实验中遇到的图线大致有三种：

物理量的关系曲线、元件的特性曲线、仪器仪表的定标曲线等。这类曲线一般是光滑连续的曲线或直线。

仪器仪表的校准曲线。这类图线的特点是两物理量之间并无简明的函数关系，其图线是无规则的折线。

计算用图线。这类图线是根据较精密的测量数据经过整理后，精心细致地绘制在标准图纸上，以便计算和查对。

这三种图线虽有各自不同的特点和应用，但它们的基本图示原则是一致的。

作图步骤与规则：

(1) 选择坐标纸

作图要用坐标纸，常用的坐标纸有直角坐标纸、单对数坐标纸、双对数坐标纸、极坐标纸等。应根据实验图线的性质研究作图参量，选用不同的坐标纸。本教材中主要采用直角坐标纸(毫米方格纸)。

坐标纸的大小要根据实验数据的有效数字和对测量结果的需要来确定。原则上应能包含所有的实验点，并且尽量不损失实验数据的有效数字位数。即图上的最小格与实验数据的有效数字的最小准确数字位对应。

(2) 确定坐标轴和注明坐标分度

以横坐标表示自变量，纵坐标表示因变量在坐标纸上画出坐标轴，并用箭头表示出方向，注明坐标轴所代表的物理量的名称(或符号)及单位。

在坐标轴上每隔一定间距，用整齐的数字标明物理量的数值，即标注坐标分度。合理选轴、正确分度是作图效果的关键。

在注明坐标分度时应注意：坐标轴的分度应使每个实验点的坐标值都能正确、迅速、方便地找到，凡是难以直接读数的分度值都是不合理的。常用一大格(10 mm)代表1、2、5、10个单位，而不代表3、6、7、9个单位；也不用3、6、7、9个小格(1 mm)代表一个单位。

作出的图线最好充满整个图纸而不是偏于一边或一角。例如，直线与横轴的夹角控制在45°±10°范围内为宜。纵横坐标轴的长度按4∶5或5∶4匹配较好；坐标轴的起点不一定从零开始，一般用低于实验数据最小值的某一整数作为起点，用高于实验数据最大值的某一整数作为终点进行坐标分度。

(3) 正确标出测量标志点

用标志符号"＋"标出各测量数据点的坐标位置。"＋"号要用直尺和削尖的HB铅笔清楚地画出，并将其交点落在实验测量数据对应的坐标位置上。在一张图上同时要画出几条曲线时，各条曲线应采用不同的标志符号表示，如"⊙""×""⊕"等。一般不用"•"作为标志符号，因为它容易与图纸的缺陷点等混淆而发生差错。

(4) 连接实验图线

用直尺、曲线板、尖的HB铅笔，根据实验点的分布趋势作光滑连续的曲线或直线(除校准曲线外，一般都不连成折线)。因为测量值有误差，所以图线不一定要通过所有的实验点，但要求线的两旁的实验点分布均匀，且离图线较近。如果有个别数据点偏离曲线较远，则应在认真分析后将其舍弃或重新测量核对之。

(5) 图注与说明

在图纸的明显位置上标明图线的名称、作者、作图日期和必要的简短说明(如实验条件、数据来源、图注等)。图线的名称要正确完整，不要随意简化，以免意义不清。

(6) 图解法求实验的直线方程

根据已作好的实验图线，运用解析几何的知识求解图线上的各种参数，得到曲线方程即经验公式的方法，称为图解法。当图线类型为直线时，图解法求解参数极为方便。

① 直线图解的步骤如下

选取解析点在直线上取两点(解析点) $A(x_1, y_1)$, $B(x_2, y_2)$,用与实验数据点不同的记号将它们表示出来,并在旁边注明其坐标值(注意书写正确的有效数字),见图 4。为了减小相对误差,所取两点应在实验范围内尽量彼此远离,但不能取原始实验数据。

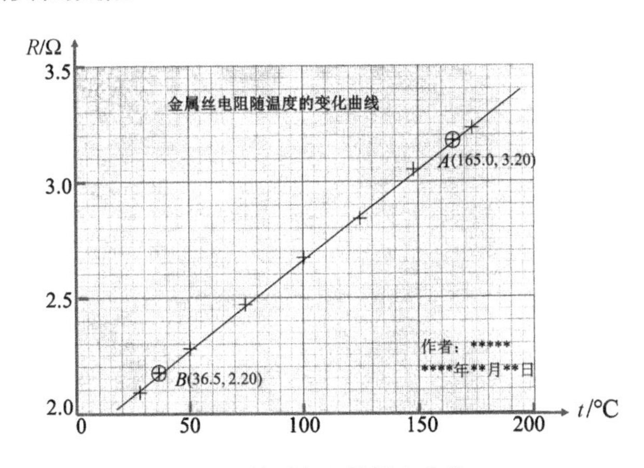

图 4 被测电阻的伏安曲线

② 计算直线的斜率和截距

将所取解析点 A 与 B 的坐标值代入直线方程 $y=a+bx$,解得直线斜率 b 和截距 a。

$$\text{斜率} \quad b=\frac{y_2-y_1}{x_2-x_1} \tag{6}$$

$$\text{截距} \quad a=\frac{x_1y_2-x_2y_1}{x_1-x_2} \tag{7}$$

如果横坐标的起点为零,直线的截距也可以从图中直接读出。

注意:图解所得斜率和截距都是有单位的物理量。

不能用纵坐标和横坐标的几何长度比值来求斜率。(思考:为什么?)

例 3 金属丝电阻随温度变化的实验数据如下,试用图解法求电阻的大小。

R/Ω	2.12	2.32	2.51	2.70	2.88	3.08	3.27
t/℃	27.2	50.5	75.5	99.5	124.0	148.5	173.0

解：用直角坐标纸作图见图 4。

由测量数据看出，电阻 R 随温度 t 变化是线性变化，所以 R-t 的曲线为直线。在直线上取两点 $A(165.0, 3.20)$，$B(36.5, 2.20)$ 代入式(6) 得直线的斜率为

$$b=\frac{R_A-R_B}{t_A-t_B}=\frac{3.20-2.20}{165.0-36.5}=0.00778\ (\Omega/^\circ\mathrm{C})$$

2. 曲线的改直

在实际工作中，许多物理量之间的关系不一定是线性关系，但可以通过适当的数学变换使其图线用直线表示，这称为曲线的改直。曲线改直给实验数据的处理带来很大的方便。

举例如下：

(1) 等温方程 $pV=C$（C 为常数）

作 p - $\frac{1}{V}$ 图得直线，斜率为 C。

(2) 自由落体公式 $s=v_0t+\frac{1}{2}at^2$（v_0、a 为常数）

两边同除以 t 得 $\frac{s}{t}=v_0+\frac{1}{2}at$，作 $\frac{s}{t}$-t 图得直线，斜率为 $\frac{1}{2}a$、截距为 v_0。

(3) 电容充放电方程 $q=Qe^{\frac{-t}{RC}}$（Q、R、C 为常数）

两边取自然对数 $\ln q=\ln Q-\frac{1}{RC}t$，作 $\ln q$-t 图得直线，斜率为 $\frac{-1}{RC}$、截距为 $\ln Q$。

三、逐差法处理实验数据

逐差法是物理实验中经常采用的数据处理方法之一。该方法常用于自变量等间隔变化的线性函数的关系处理中，可以方便地求其线性关系式 $y=a+bx$ 中的斜率 b。逐差法的优点在于可以充分利用实验中单行程测量采集的数据，达到对数据取平均（即保持多次测量的优越性，减少偶然误差）的效果，而且可以最大限度地保证不损失有效数字、减少相对误差。

所谓逐差法就是把实验测量数据分成高低两组，实行对应项相减。

设实验测量中得到一组对应数据 $x_1, x_2, \cdots, x_n$ 和 $y_1, y_2, \cdots, y_n$。n 是测量次数(为偶数)，y 与 x 之间呈线性变化关系 $y=a+bx$。令 $k=n/2$，将实验数据分成前后两组，将后组各数据与前组各对应数据相减。

$$\Delta y_1 = y_{k+1} - y_1 = b(x_{k+1} - x_1) = b\Delta x_1$$

$$\Delta y_2 = y_{k+2} - y_2 = b(x_{k+2} - x_2) = b\Delta x_2$$

$$\vdots$$

$$\Delta y_k = y_{2k} - y_k = b(x_{2k} - x_k) = b\Delta x_k$$

于是得到

$$b = \frac{\overline{\Delta y}}{\overline{\Delta x}} = \frac{\sum_{i=1}^{k} \Delta y_i}{\sum_{i=1}^{k} \Delta x_i} = \frac{\sum_{i=1}^{k} (y_{k+i} - y_i)}{\sum_{i=1}^{k} (x_{k+i} - x_i)}$$

逐差法处理实验数据在本教材的等厚干涉——牛顿环和劈尖实验中得到应用。

想一想： 若将以上实验数据进行逐项相减得 $\Delta x_i = x_{i+1} - x_i$，$\Delta y_i = y_{i+1} - y_i$，也可以得到

$$b = \frac{\overline{\Delta y}}{\overline{\Delta x}} = \frac{\sum_{i=1}^{n-1} (y_{i+1} - y_i)}{\sum_{i=1}^{n-1} (x_{i+1} - x_i)}$$

由此计算出的 b 值与上述逐差法求出的 b 值有何不同？对比两种方法的优缺点。

思考题

1. 试举三个直接测量和间接测量的例子，以及测量所用的仪器。

2. 试举三个因实验方法不完善或实验仪器不够准确产生系统误差的例子。

3. 实际问题中往往系统误差与随机误差混在一起，试分析下列情况产生的误差。

(1) 因天气变化引起米尺伸缩。

(2) 天平的零点漂移。

(3) 水银温度计的毛细管不均匀。

(4) 电表读数时的视差。

4. 为什么多次测量求算术平均值的办法可以减少随机误差?为什么在实际测量中并非测量次数越多越好?

5. 若所用的计时器的最小计时单位为 0.000 1 s,测量小球从静止下落到某一高度的时间为 0.412 5 s,0.412 6 s,0.412 3 s,0.412 8 s,0.411 9 s,0.412 7 s,0.412 4 s。在同样的条件下,改用最小计时单位为 0.01 s 的秒表测量。多次测量的结果都是 0.41 s,这样测量的结果是否更精确?

6. 举例说明为什么当测量方法比较粗糙,或测量仪器精度下降,或待测物不够理想时应根据实际情况决定测量值的有效数字而不能仅根据仪器刻度决定有效数字。

7. 试分析以下各组数据是否正确?为什么?

(1) 用钢直尺测得某物体的长度为 16.3 cm、16.30 cm、16.300 cm。

(2) 830 kg=0.83 t,830 kg=830 000 g,830 kg=8.3×10^5 g。

8. 一长方体的长、宽、高分别为 8.56 cm、4.32 cm、6.21 cm。用计算器算得其体积为 229.640 832 cm^3。这个数值的 9 个数字是否都是有效数字?为什么?应该取几位有效数字?

9. 试列表总结图示法和图解法的各要点。

10. 从实验得到热电偶温度计的温差电动势 ε_t 与温度差 $t-t_0$ 的数据关系如下:

$(t-t_0)$/℃	0.0	11.3	26.0	40.5	50.3	58.8	68.0	76.2
ε_t /mV	0.00	0.41	0.97	1.46	1.87	2.17	2.52	2.78

用图解法求出实验方程 $\varepsilon_t=\alpha_t(t-t_0)$。其中 α_t 称为温差电系数。

实验 1

基本长度测量工具的使用

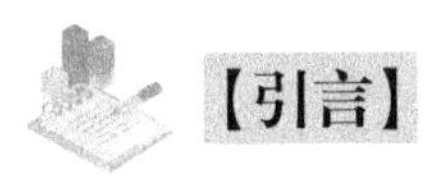

【引言】

将被测长度与已知长度比较，从而得到测量结果的工具称为长度测量工具。从古到今，不同的时代，不同的国家，用过不同的长度测量工具和长度单位。比如：我国古代以中指中节的长度作为“一寸”，现在中医针灸在寻找穴位还是沿用这种尺度；古埃及则用一个中指的宽度作为“尺子”，叫作“一指”；英国的长度单位“英尺”是指脚的长度。随着科学的进步，长度测量工具越来越规范、精密，长度单位也得到了统一的规定。

1772 年和 1805 年，英国的瓦特和莫兹利分别制造出利用螺纹副原理测长度的瓦特千分尺和校准用测长机。19 世纪中叶，出现了类似于现代机械式外径千分尺和游标卡尺的测量工具，随后出现了一批光学测量工具。20 世纪初，工具显微镜、光学测微仪等被应用于机械制造中，50 年代出现了以数字显示测量结果的坐标测量机，60 年代，电子计算机被应用于机械制造的辅助测量，随后出现了计算机数字控制的齿轮量仪，至此，测量工具进入应用电子计算机的阶段。

目前，长度测量工具的品种规格很多，使用也非常广泛，生活中大家比较熟悉和常用的尺子有木尺、钢尺、皮尺等；在工程观测中常用的有游标卡尺、千分尺、量块等；对于测量精度要求非常高的有比较仪、激光干涉仪、工具显微镜等。对于长度为米级的物体，通常用直尺（如木尺、钢尺等）直接测量，在使用此类刻度尺时要注意尺子边对齐被测对象，不能歪斜，不利用磨损的零刻度线，读数时视线与尺面垂直。对于较小尺寸的物体，例如薄板的厚度和钢丝的直径等，为了提高测量精度，可使用游标卡尺或千分尺进行测量。对于更微小的长度变化，则要采用特殊的方法，如光杠杆法、干涉法等。

长度测量应用广泛，是一切测量的基础，且其他物理量的测量往往会转化为长度来进行读数。例如，水银温度计依据水银柱液面的位置来读取温度值；指针式电表是依据指针在弧形刻度盘上的位置来标定读数，因此学会使用长度测量工具并掌握测量方法十分重要。

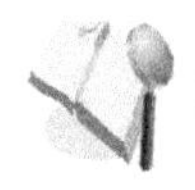

【实验目的】

1. 了解游标卡尺及螺旋测微器的原理。
2. 掌握用钢尺、游标卡尺、螺旋测微器、读数显微镜等仪器测量长度的方法。
3. 根据不同的测量对象和测量要求，选择合适的测量工具。

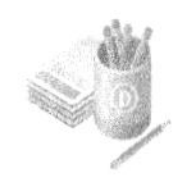

【实验原理】

1. 游标尺(游标卡尺)

游标尺是测量物体的长度、深度、外径和内径的量具，实验室里常用的游标尺的分度值为 0.02 mm，量程为 200 mm，仪器误差限 $\Delta_{ins}=0.02$ mm。

(1) 游标尺的结构

游标尺是由主尺和可沿主尺滑动的游尺组成，游尺上的刻度即游标，主尺一般以毫米为单位(图 1)。主尺和游标的一端，上下各有一对量爪，上量爪用来测

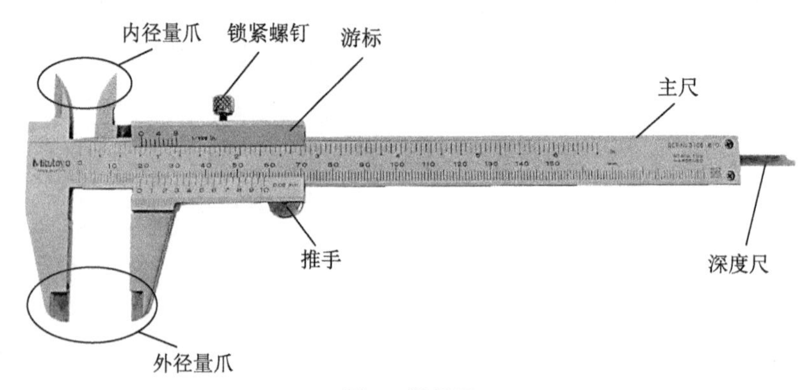

图 1　游标尺

量物体的内径，下量爪用来测量物体的长度和外径，深度尺与游标尺连在一起，可以测量物体的深度。当下量爪紧密合拢时，游标和主尺上的"0"线(零刻度线)应对齐。

(2) 游标原理

游标尺上 n 个分隔长度和主尺上 $n-1$ 个分隔长度相等，利用主尺上最小分度值 a 与游标上最小分度 b 之差来提高测量精度(图 2)。

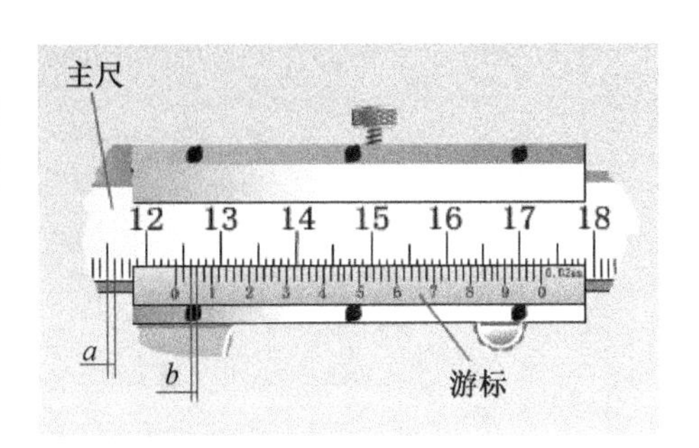

图 2　游标原理

$$nb=(n-1)a \Rightarrow a-b=\frac{1}{n}a$$

$a-b$ 称为游标卡尺的最小读数或精度，记为 δ，可见 δ 等于主尺最小分格的 $\frac{1}{n}$。

如图 3 所示，游标尺上刻有 50 个分格，即 $n=50$，但它的总长度只有 49 mm 长。因此主尺和游标每一个分格的刻度差为 $1.00-49/50=0.02$ (mm)，这是该游标尺所能准确读到的最小数值。$n=50$ 的游标尺简称"五十分游标尺"，此外常用的还有 $n=10$ 的"十分游标尺"，$n=20$ 的"二十分游标尺"。

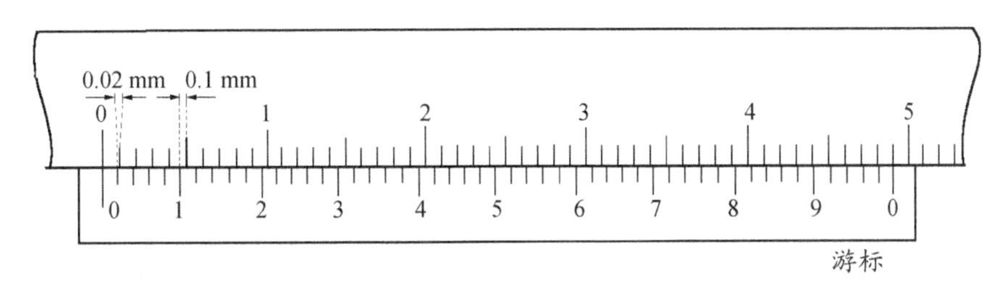

图 3　五十分游标尺

(3) 游标尺读数

游标尺的读数由主尺读数和游标读数两部分组成，首先以游标零刻度线对准主尺上的位置，读出以毫米为单位的整数部分，然后看游标上第几条刻度线与主尺的刻度线对齐，读出毫米以下的小数位。

如图 4 所示，主尺上可读出的准确数是 123 mm，游标上第 48 根刻度线(不含零线)与主尺上的某一刻度线重合,这就说明游标的零线从主尺 123 mm 线处向右移动了 48×0.02 mm=0.96 mm,所以图中游标尺的读数为 123.96 mm。事实上,“五十分游标尺”的游标上已刻上了 0.1 毫米位的数值,方便了使用者直接读数。

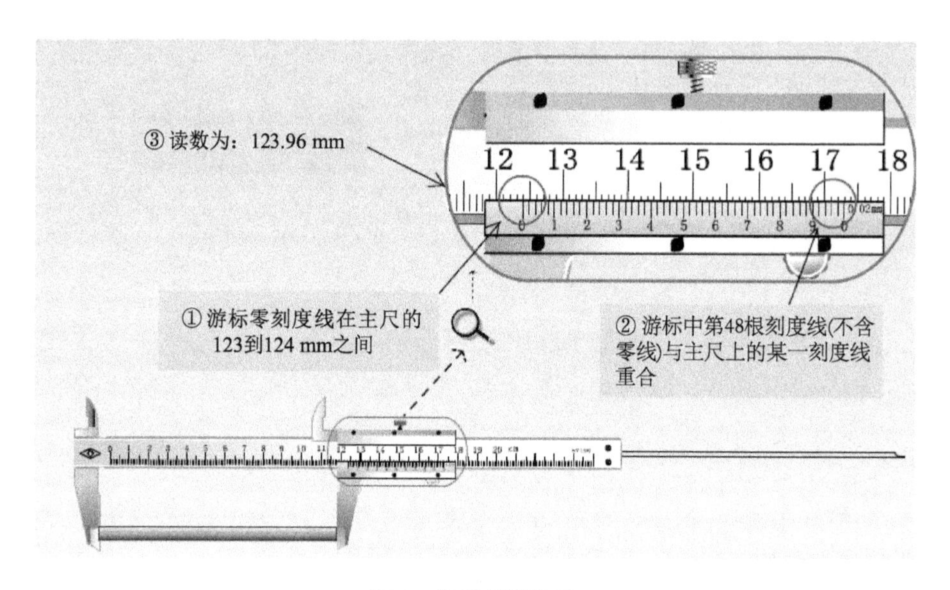

图 4　游标尺的读数

(4) 游标尺的使用

使用游标尺时,一般用右手拿住尺身,左手拿物体,并用右手大拇指移动游标,使游标沿着主尺滑动,使待测物位于量爪之间,并与量爪紧紧相贴时,即可读数。图 5 所示的是用游标尺的下量爪测量物体的厚度。

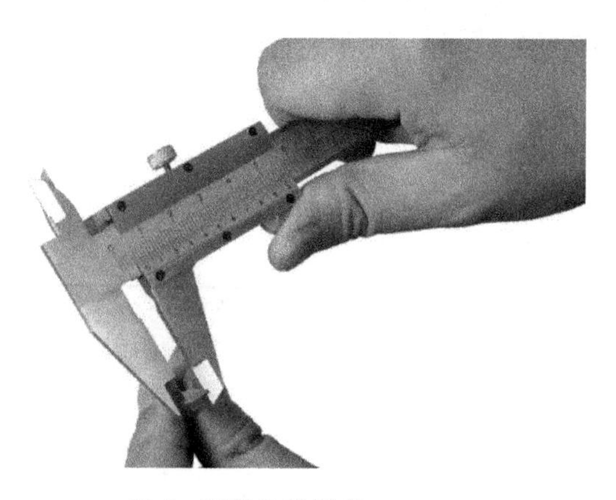

图 5　测量物体厚度

用游标尺测量之前，应先将量爪合拢，检查主尺与游标上的零线是否对齐。如不对齐，应记下初始读数并对测量值加以修正。游标的零刻度线在尺身零刻度线右侧的初读数为正值，在尺身零刻度线左侧的则读数为负值。

2. 螺旋测微器(千分尺)

(1) 螺旋测微器的结构

螺旋测微器是比游标尺更为精密的测量长度的仪器。它的测量范围只有几个厘米，测量长度可以准确到 0.01 mm。实验室常用的螺旋测微器的外形和结构如图 6 所示，螺旋测微器的尺架成弓形，一端装有测砧，测砧很硬，以保持基面不受磨损。测微螺杆(露出的部分无螺纹，螺纹在固定套管内)和微分筒(活动套筒)、测力装置相连。

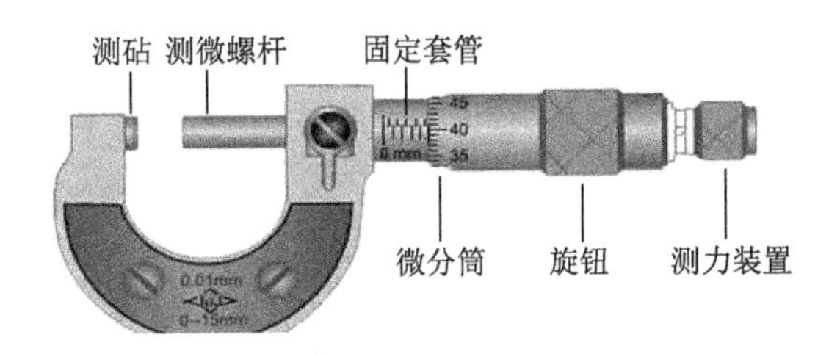

图 6　螺旋测微器

(2) 螺旋测微器读数

当螺旋测微器的微分筒相对于固定套管转过一周时，测微螺杆前进或后退一个螺距，测微螺杆端面和测砧之间的距离也改变一个螺距长。其量程为 25 mm，分度值为 0.01 mm，仪器误差限 Δ_{ins}=0.004 mm。螺旋测微器常用于测量小球的直径、金属丝的直径和薄板的厚度等。

实验室常用的螺旋测微器的螺距是 0.5 mm，沿微分筒周界刻有 50 分格，因此，当微分筒转过一分格时，测微螺杆沿轴线前进或后退 0.50/50=0.01 (mm)，这就是螺旋测微器的分度值。固定套管的上下两排刻线组成最小分格为 0.5 mm 的主刻度尺。在测量物体长度时，毫米部分(包括 0.5 mm)可以从主尺上的毫米刻线直接读出。不足 1 分格(0.5 mm)的部分可以从微分筒上的刻线读出。如图 7 所示，这时

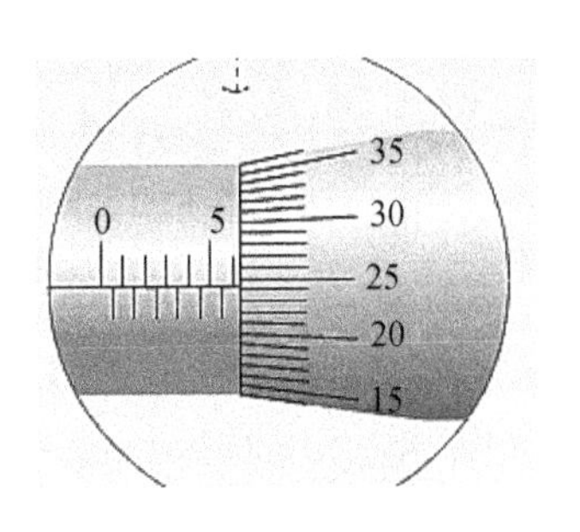

图 7　螺旋测微器读数

螺旋测微器的主尺刻度在 6 到 6.5 mm 之间，微分筒的刻度在 0.24 到 0.25 之间，再加上估读数 0.002 mm，其读数为 6＋0.24＋0.002＝6.242 (mm)。

（3）螺旋测微器的使用

① 测量物体的长度时，将待测物放在测砧和测微螺杆之间后，不得直接拧转微分筒，而应轻轻转动测力装置，使测微螺杆前进，当它们以一定的力使待测物夹紧时，测力装置中的棘轮即发出“喀喀”的响声。这样操作，既不至于把待测物夹得过紧或过松，影响测量结果，也不会压坏测微螺杆的螺纹。螺旋测微器能否保持测量结果的准确，关键是能否保护好测微螺杆的螺纹。

② 使用螺旋测微器之前，应先记录初读数。转动测力装置，当测微螺杆和测砧刚接触时，微分筒 AB 端面的读数应为 0.000 mm，否则就应该记录初读数，以便对测量值进行修正。考虑初读数后，测量结果应是：测量值＝读数值－初读数。图 8 是两个初读数的例子。不难看出，(a)图对应的初读数为负值－0.055 mm，测量结果是读数值再加 0.055 mm，(b)图对应的初读数为正值 0.045 mm，测量结果是读数值再减 0.045 mm。

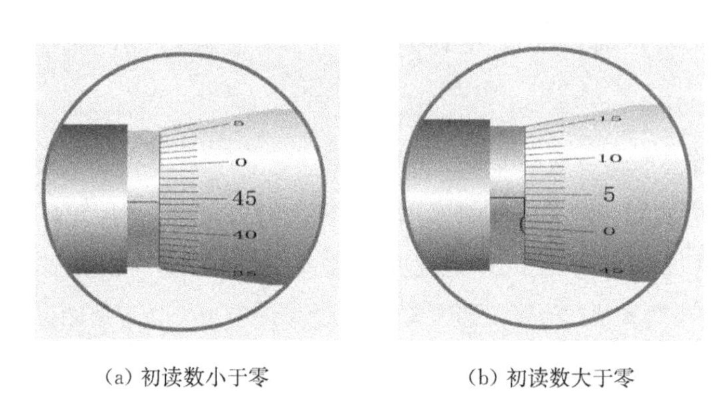

(a) 初读数小于零　　(b) 初读数大于零

图 8　螺旋测微器的初读数

③ 读数时要特别注意微分筒的 AB 端面是位于固定套管毫米刻线的前一半还是后一半(可从 0.5 mm 刻线判断)。如果在后一半，切勿少读 0.5 mm。例如在图 9 中，固定套管的下方刻线是 0.5 mm 线，因此(a)图中的读数应该是 6.228＋0.5＝6.728 (mm)，而(b)图的读数时 6.228 mm。

3. 读数显微镜

读数显微镜是可以测量微小长度的光学仪器，又称测量显微镜或工具显微

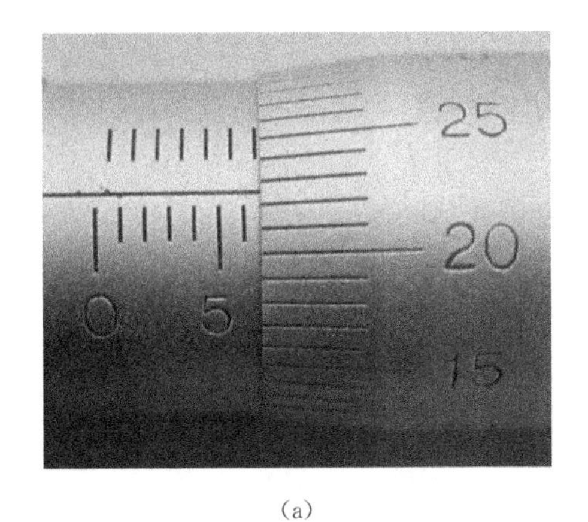

(a)

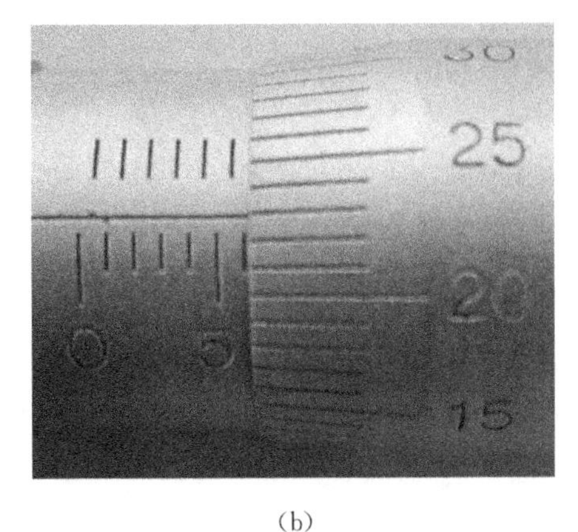

(b)

图 9　螺旋测微器的读数

镜，它是光学精密机械仪器中的一种读数装置，常用来测量微小长度或微小长度的变化。它的结构如图 10 所示，主要由显微镜和机械调节部分组成，主要原理是利用显微镜光学系统对被测对象进行放大和读数。

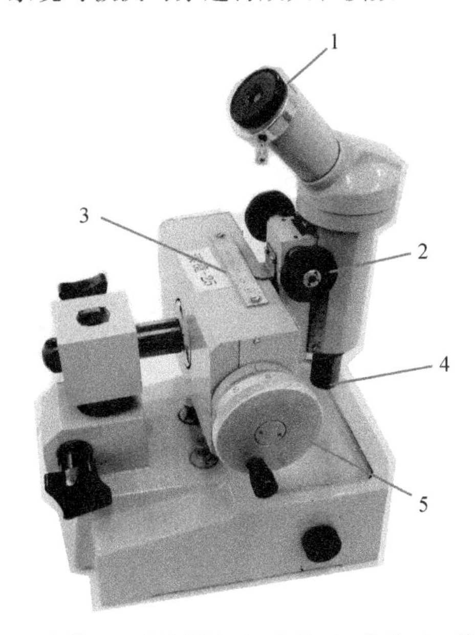

1—目镜；2—升降旋钮；3—主尺；4—物镜；5—鼓轮。

图 10　读数显微镜

在使用读数显微镜前，应先仔细调节显微镜。显微镜由物镜、目镜和分划板组成，先调节目镜，使分划板上的十字刻线像清晰；再调节升降旋钮，使被测物的像也清晰。为消除视差，移动眼睛，如被测物的像与十字刻线像没有相对位移，则表明它们已处于同一成像面。（视差是由于被测物的像与进行度量的标尺不处于同一平面，因此当观察者的眼睛移动时，像与标尺之间会产生相对位移。）

读数显微镜的读数装置与千分尺类似，也应用了螺旋测微器的原理。它的主尺量程是 50 mm，最小分度是 1 mm。鼓轮上有 100 个分度，鼓轮转动一周，整个显微镜水平移动 1 mm，即鼓轮上的 1 个分度对应 0.01 mm。由于任何螺旋测量装置的内螺纹与外螺纹之间必有间隙，故螺旋转动方向发生改变，必须转过这个间隙后，分划板的刻线才能重新随着螺旋转动。因此，当显微镜对同一测量目标沿不同方向测量，所对应的读数必有差别，这种差别称为空程差，因此在用读数显微镜进行长度测量时，应使十字刻线沿同一个方向前进，与被测物两端对齐，中途不要倒退，从而消除螺距误差。

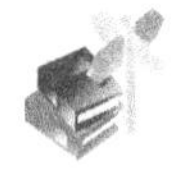

【实验内容与数据表格】

1. 用游标尺测量空心圆柱体的体积

(1) 练习正确使用游标尺。先将游标尺下量爪完全合拢，记录游标尺的初读数。然后移动游标，练习正确读数。

(2) 测量空心圆柱体的内径 d、外径 D、高度 H 和中心孔深度 h。见图 11。

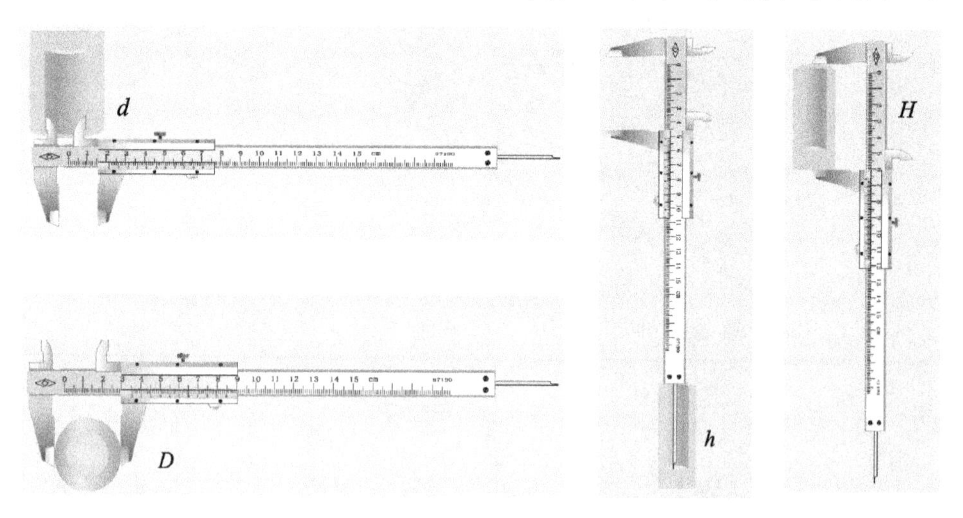

图 11　正确使用游标尺

注意：测量时，应该在圆柱体周围的不同位置上测量高度和中心孔深度各 5 次；沿轴线的不同位置上测量内径和外径各 5 次，且每两次测量都应在互相垂直的位置上进行。

（1）计算各测量量的平均值。修正由于游标尺初读数引入的系统误差，得出各测量量的测量结果。

（2）计算空心圆柱体的体积，正确表示测量结果。

表 1　空心圆柱体体积的测定

游标尺的分度值=____________mm　　游标尺的初读数=____________mm

测量次数	1	2	3	4	5	平均值
高 H/mm						
外径 D/mm						
内径 d/mm						
内圆柱孔深 h/mm						

修正初读数后的测量平均值：

$\bar{H}$ =________　$\bar{D}$ =________　$\bar{d}$ =________　$\bar{h}$ =________；

空心圆柱体的体积：$V=\frac{\pi}{4}(D^2H-d^2h)=$____________________。

2. 用螺旋测微器测量小钢球的体积

（1）练习正确使用螺旋测微器，首先记录初读数，移动测微螺杆，练习正确读数。

（2）测量小钢球的直径 d（在不同位置上测 6 次）。

（3）计算 d 的平均值，修正由于初读数引入的系统误差，得 d 的测量结果 $\bar{d}$ 。

（4）计算小钢球的体积，正确表示测量结果。

表 2　钢球体积的测定

螺旋测微器的分度值=____________mm　　螺旋测微器的初读数=____________mm

测量次数	1	2	3	4	5	6	平均	修正初读数后
小钢球直径 d/mm								$\bar{d}$ =

钢球体积：$V=\frac{\pi}{6}d^3=$______________。

3. 测量照相胶片体积

(1) 用游标尺测量照相胶片的长度和宽度。(注意用玻璃片和夹子固定胶片。)

(2) 用螺旋测微器测量照相胶片的厚度 d。(注意记录螺旋测微器的初读数。)

(3) 用读数显微镜测量齿孔的尺寸 a，b。(由于齿孔的四角是圆弧状的，实验室给出了其面积的修正数据，只需测出齿孔的长和宽，在计算面积时再加上修正量即可。注意消除视差和螺距误差。)

表 3 胶片及尺孔长度

胶片齿孔面积修正：$S_{修}=S\times0.95$ 单位：mm

胶片长度 l_1	胶片宽度 l_2	尺孔测量读数		尺孔测量读数		尺孔长度 $a=\|a_1-a_2\|$	尺孔宽度 $b=\|b_1-b_2\|$
		左边 a_1	右边 a_2	左边 b_1	右边 b_2		

表 4 胶片厚度

螺旋测微器的初读数 $d_0=$______mm 单位：mm

测量次数	1	2	3	4	5	6	平均值	修正值
厚度 d								

胶片面积 $S=l_1\times l_2-n\times a\times b\times0.95=$______$mm^2$($n$ 为完整的齿孔数)；

胶片的体积 $V=S\times d=$______mm^3。

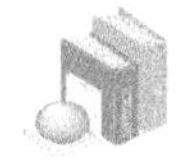

【注意事项】

1. 游标尺

(1) 游标尺是精密的测量工具，要轻拿轻放，不得碰撞或跌落地上。

(2) 测量时，应先拧松锁紧螺钉，移动游标不能用力过猛。

(3) 游标尺不要测量粗糙的物体，以免损坏量爪；两个量爪与待测物的接触不宜过紧；被夹紧的物体不要在量爪内挪动。

(4) 读数时，视线应与尺面垂直。如需固定读数，可用紧固螺钉将游标固定在尺身上，防止滑动。

(5) 游标尺使用完后，应对齐零点，小心放回游标尺专用盒里。

2. 螺旋测微器

(1) 测量时，当测微螺杆快靠近被测物体时，应转动测力装置，避免产生过大的压力压坏测微螺杆的螺纹，也影响测量精度。

(2) 在读数时，要注意固定刻度尺上表示半毫米的刻线是否已经露出。

(3) 使用完后，将测砧和测微螺杆间留点缝隙，以免长时间不用锁死，再小心放回螺旋测微器专用盒中。

3. 读数显微镜

(1) 用读数显微镜测量时，注意消除视差。

(2) 测量中注意避免螺距误差(空程差)。

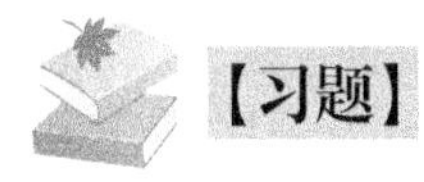

【习题】

1. 在以下的长度测量工具中，测量精度最高的测量仪器是(　　)

A. 米尺　　B. 卷尺　　C. 游标尺　　D. 螺旋测微器

2. 请问下图所示游标尺的分度值是(　　)

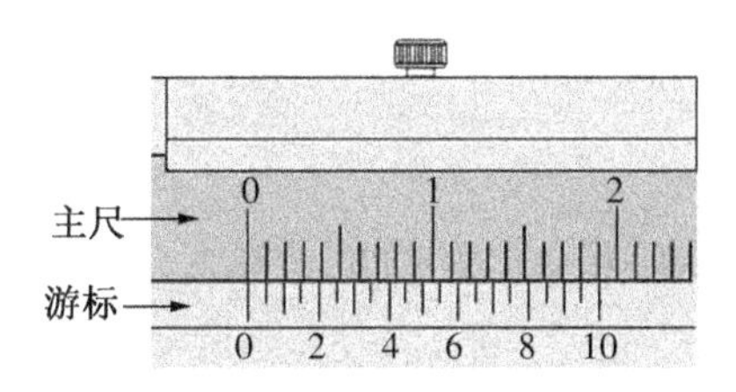

A. 0.01 mm　　B. 0.02 mm　　C. 0.05 mm　　D. 0.005 mm

3. 请问下图所示游标尺的读数是(　　)

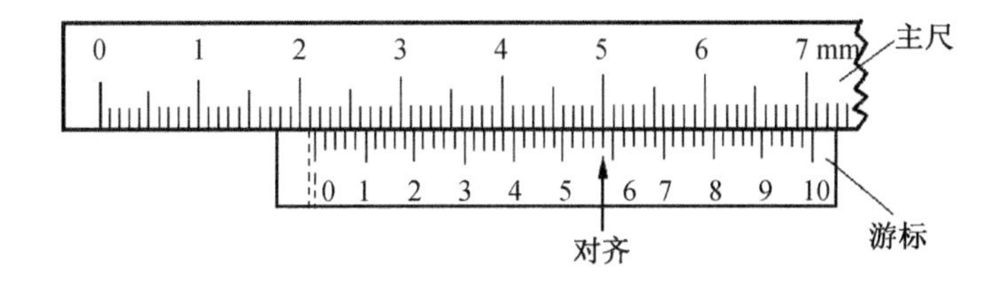

A. 21.54 mm　　B. 21.50 mm　　C. 21.58 mm　　D. 21.00 mm

4. 游标卡尺上下各有一对量爪，其下量爪用来测量物体的(　　)

A. 长度和外径　B. 内径　　C. 深度　　D. 长度

5. 螺旋测微器测量物体前必须先记录下初读数，最后的测量结果是(　　)

A. 测量值=读数值+初读数　　B. 测量值=读数值-初读数

C. 测量值=读数值　　D. 测量值=初读数-读数值

6. 请问下图所示螺旋测微器的读数是(　　)

A. 6.885 mm　　B. 6.985 mm　　C. 5.985 mm　　D. 6.485 mm

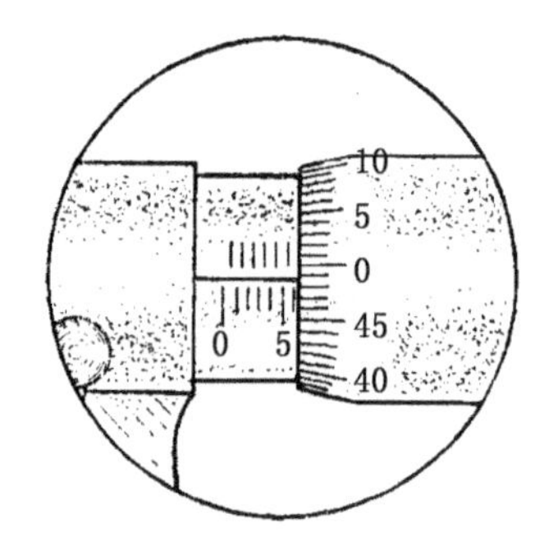

7. 请问下图所示螺旋测微器的初读数是(　　)

A. 0.005 mm　　B. 0.035 mm　　C. -0.035 mm　　D. 0 mm

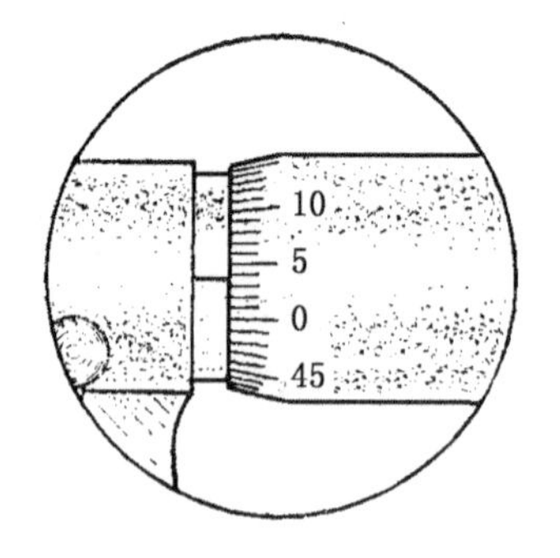

【分析与思考】

1. 量角器可以看作一把弧形的米尺。现有一分度值为10′的量角器，试根据游标尺的原理，设计一弧形游标，使该量角器的测量精度提高到10″。

2. 用千分尺进行测量时要考虑螺距误差吗？为什么？

3. 如何测量有空隙的固体材料（如活性炭、海绵等）的表观密度（体积中包括空隙在内）和实际密度？

实验 2

摆动的研究

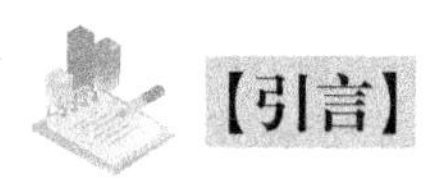

【引言】

绕一个悬点来回摆动的物体，都称为摆，其周期一般和物体的形状、大小及密度的分布有关。但若把尺寸很小的质块悬于一端固定的长度为 L 且不能伸长的细绳上，把质块拉离平衡位置，使细绳和过悬点铅垂线所成角度小于 5°，放手后质块往复振动，可视为质点的振动，其运动状态可用简谐振动公式表示，称为单摆或数学摆，其周期 T 只和绳长 L 和当地的重力加速度 g 有关，而与质块的质量、形状和振幅的大小都无关。如果振动的角度大于 5°，则摆不再作简谐振动，振动的周期将随振幅的增加而变大。复摆是一刚体绕固定的水平轴在重力的作用下作微小摆动的动力运动体系，又称物理摆。复摆的周期与摆球的尺寸有关。

摆与其性质是由伽利略发现并进行初步研究的。在意大利的比萨城里，17 岁的大学生伽利略在教堂里无意中观察到悬在天花板上的吊灯摆动逐渐平息的过程，每次摆动所用的时间并不改变。这一发现引起了伽利略的思考：是不是其他的摆动也跟吊灯相似，摆动一次的时间跟摆动幅度没关系？吊灯的轻重是否会影响摆动一次的时间？伽利略通过脉搏计时，数着吊灯的摆动次数。吊灯的摆动幅度、摆动速度不同，但两次测量的时间是相同的。回家后，他继续研究，发现并提出了单摆的等时性，即小角度振动的单摆的周期与质块的质量、形状和振幅无关，并通过实验求得单摆的周期随摆线长度的二次方根而变动。

在发现了摆的等时性后，伽利略很想应用摆的等时性指示时间，但是由于从事科学活动在当时遭到了教会的迫害，以及自身身体的原因，未能如愿。1656 年，荷兰科学家惠更斯完成了伽利略的遗愿，不仅从理论上研究完善了钟摆及其理论，在《摆钟》(1658 年)及《摆式时钟或用于时钟上的摆的运动的几何证明》(1673 年)中提出著名的单摆周期公式。在研制摆钟时，他制作了一个秒摆(周期为 2 s 的单摆)，导出了单摆的运动公式。同时他应用摆的等时性，造出了一座带摆的时钟，利用重锤作单摆的摆锤，由于摆锤可以调节，计时就比较准确。摆钟的出现大大提高了时钟的精确度，直至今天许多人仍在使用。摆钟的出现也为后世科学实验时间的精确测量做出了巨大的贡献。

单摆不仅是准确测定时间的仪器，还可用来测量重力加速度的变化。只要测出摆长和周期，就可以算出重力加速度。

而复摆可以应用于许多物理实验，如测量重力加速度以及测量刚体的转动惯量，并运用于机械制造及生产中。

2-1　单摆运动特性的研究

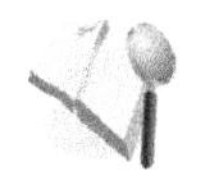

【实验目的】

1. 了解单摆结构运动特性，掌握单摆物理模型的分析方法。
2. 学习使用单摆测量重力加速度的方法。
3. 研究变量-g 摆周期与等效重力加速度 a_g 之间的关系。
4. 学会用作图法处理数据。

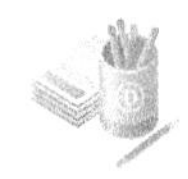

【实验原理】

1. 单摆

一根不能伸缩的细线，上端固定，下端悬挂一个重球。当细线质量比重球质量小很多，球的直径比细线长度短很多时，可以把重球看作是一个不计细线质量的质点。将摆球自平衡位置拉至一边(保持摆角 $\theta < 5°$) 然后释放，摆球即在平

衡位置左右作周期性摆动,这种装置称为单摆。

摆球所受的力是重力 P 和绳子张力的合力,其中重力沿圆弧切向的分力 $f=P\sin\theta$ 称为回复力,其方向指向平衡位置,如图 1 所示。当摆角很小时($\theta<5°$),圆弧可以近似看成直线,回复力也可以近似地看作沿着这一直线。设小球的质量为 m,其质心到摆的支点的距离为 L(摆长),小球位移为 x,则

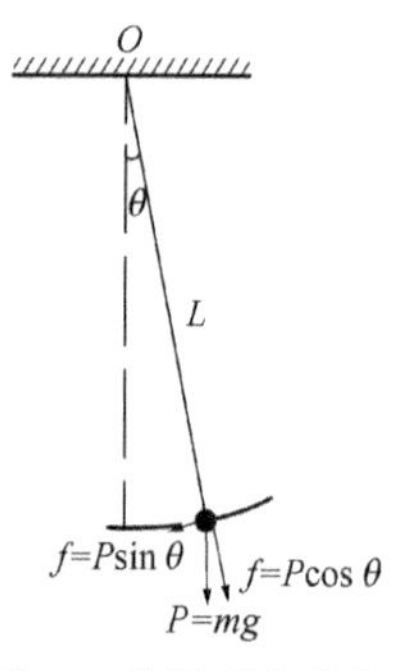

图 1　单摆受力分析

$$\sin\theta\approx\frac{x}{L} \tag{1}$$

$$f=P\sin\theta=-mg\frac{x}{L}=-m\frac{g}{L}x$$

由

$$f=ma$$

可知

$$a=-\frac{g}{L}x \tag{2}$$

由式(2)可知,单摆在摆角很小时,质点的运动可以近似地看作简谐振动。简谐振动的动力学方程为

$$\frac{\mathrm{d}^2x}{\mathrm{d}t^2}+\omega^2x=0$$

即

$$a=-\omega^2x \tag{3}$$

比较式(2)和式(3)可得单摆简谐振动的圆频率为

$$\omega=\sqrt{\frac{g}{L}}$$

于是单摆的运动周期为

$$T=\frac{2\pi}{\omega}=2\pi\sqrt{\frac{L}{g}}$$

两边平方

$$T^2=4\pi^2\frac{L}{g}$$

即

$$g=4\pi^2\frac{L}{T^2} \tag{4}$$

若测得 L、T,代入式(4),即可求得当地的重力加速度 g。

2. 变量- g 摆

在本实验中，一个质量块被加到一个轻质杆底端，该质量块可被认为是一质点，而杆的质量可以忽略不计。

该单摆周期如下：

$$T \approx 2\pi\sqrt{\frac{L}{a_g}} \tag{5}$$

式中：a_g 是等效重力加速度。

我们限制摆动的角度小于 10°(约 0.17 弧度)，假设式(5)中的等式成立，则误差为百分之一。此处 a_g 是在振荡平面内作用的恒定加速度。

我们使用的摆实际上是一个物理摆(不是点质量)，所以式(5)可以被旋转模拟所取代

$$T \approx 2\pi\sqrt{\frac{I}{m a_g r}} \tag{6}$$

I 是固定轴系统的转动惯量，m 是配重块质量加上杆的质量，r 是从轴到中心杆加上质量块的重心距离。

注意 I、m、r 均为常量，且 $\frac{I}{mr}$ 是一个长度单位，我们可以记 $\frac{I}{mr}=L_{\text{eff}}$，其中 L_{eff} 是单摆的有效长度。我们可以把式(6)改写为式(5)的形式：

$$T \approx 2\pi\sqrt{\frac{L_{\text{eff}}}{a_g}} \tag{7}$$

我们可以通过测量偏转角度为 0°时摆的周期得到 L_{eff}，此处 $a_g = g = 9.80\ \text{m/s}^2$，有下式：

$$L_{\text{eff}} = \left(\frac{T}{2\pi}\right)^2 g \tag{8}$$

也可以通过曲线改直的方式，作出变量- g 摆的周期 T^2 与 a_g^{-1} 的曲线，若曲线为直线，求其斜率，进而得到 L_{eff}。

在本实验中，加速度 a_g 是从摆的振动平面处画出的分量，其与重力加速度夹角为 θ，见图 2。

在这个振动平面中 g 的分量为 a_g

$$a_g = g\cos\theta \tag{9}$$

与振荡平面垂直的 g 的分量 a_{perp} 会被杆内的力所抵消，因为不允许朝这个方向运动。把它们组合到一起得出下式：

$$T \approx 2\pi\sqrt{\frac{L_{\text{eff}}}{g\cos\theta}} \tag{10}$$

T 即为单摆偏离 θ 角时的振动周期。

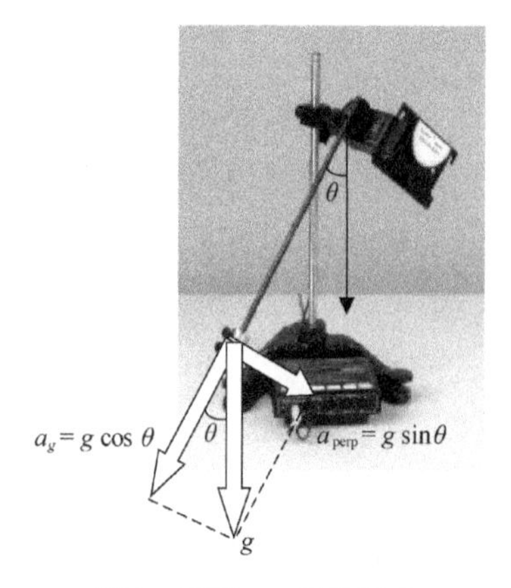

图 2　变量- g 摆的组成

【仪器介绍】

实验所用的仪器设备和主要器材：大型支架底座、45 cm 长不锈钢杆、角度指示计、角度调节夹、迷你旋转配件（仅有杆和质量块）、转动传感器、PASCO 850 通用接口、PASCO Capstone 软件、毫米尺。

实验仪器如图 3 所示。45 cm 长不锈钢杆竖直安装在大型支架底座上，转动传感器通过角度调节夹安装到不锈钢杆上端，角度指示计通过卡口固定在转

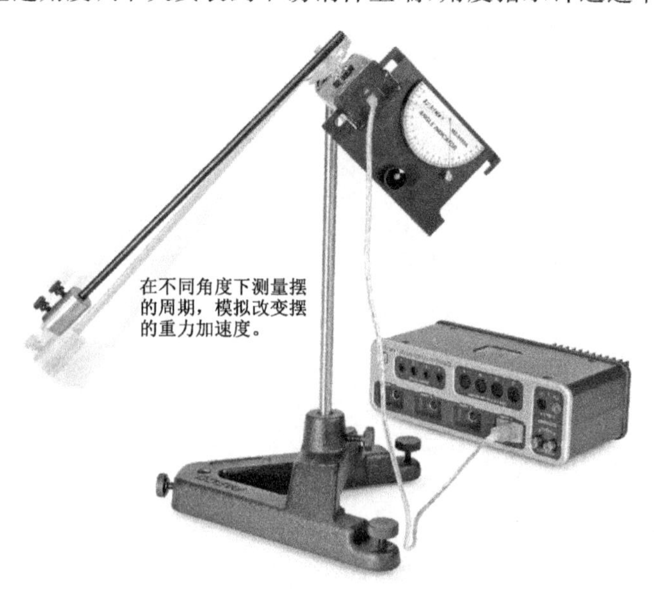

图 3　实验仪器

动传感器上，迷你旋转配件（刚性摆：刚性摆可以被假想成单摆，其实际的周期大约是具有相同摆长的单摆的 99%）通过螺丝固定在滑轮凹槽里。转动传感器通过数据线接入 PASCO 850 通用接口，PASCO 850 通用接口通过 USB 线接入电脑，利用 PASCO Capstone 软件来读取转动传感器相关数据并显示。

1. 单摆

单摆包含 35 cm 长的轻质铝管（28 g），末端有配重黄铜块（150 g），配重块通过黑色螺丝固定到铝管上，见图 4，铝管通过银色螺丝固定于转动传感器滑轮的凹槽里。在本次实验中，一个质量块被加到轻质杆，该质量块可被认为是一质点，而杆的质量可以忽略不计。当摆被置于与垂直方向成一定角度的平面内振荡时，等效于降低了重力加速度。

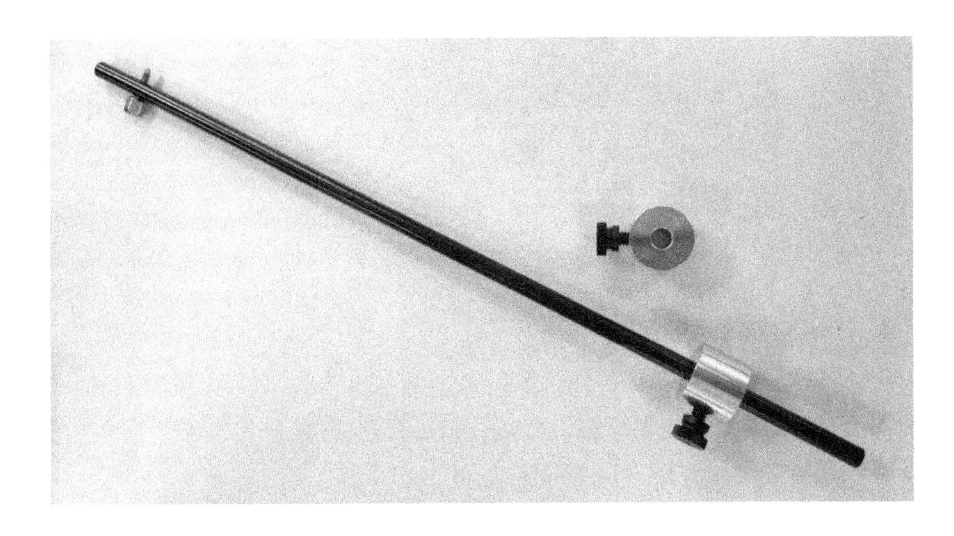

图 4　铝管和黄铜块

2. 角度指示计

角度指示计为一带铅垂线的量角仪，其一端开口，可通过卡口固定到转动传感器上（图 5）。当转动传感器发生倾斜时，角度指示计随之倾斜，铅垂线始终向下，指示当前倾斜角度。

3. 角度调节夹

角度调节夹由固定杆夹、移动杆夹、锁定旋钮组成（图 6）。在本次实验中，使用其固定杆夹、锁定旋钮这一侧，将其与数据传感器相连接。

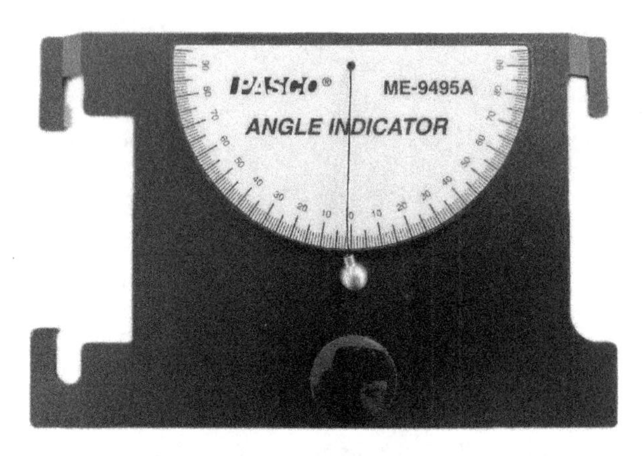

图 5 角度指示计

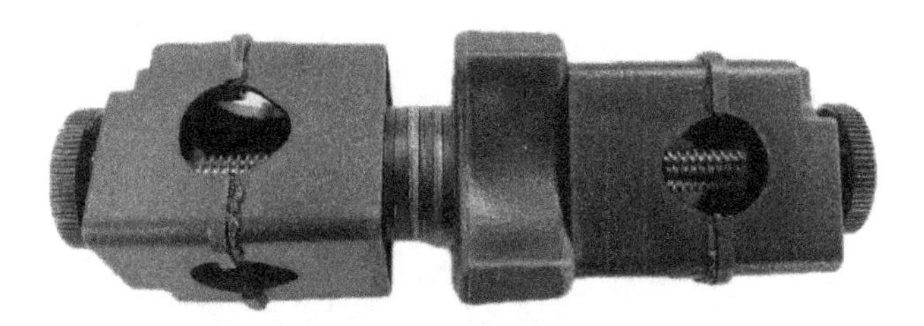

图 6 角度调节夹

4. PASCO 850 通用接口

PASCO 850 通用接口是各种传感器接口的组合(图 7),其与 PASCO Capstone 软件组合使用,可实现直流电源、示波器、数字万用表、信号发生器等诸多功能。本实验中的转动传感器接入传感器通道。

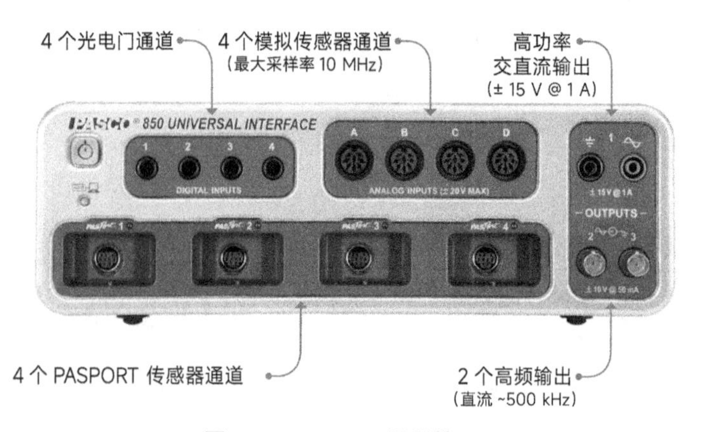

图 7 PASCO 850 通用接口

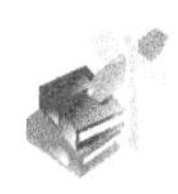

【实验内容与数据表格】

1. 测量单摆的摆长

在本实验中，一个质量块被加到轻质杆底端，该质量块可被认为是一质点，而杆的质量可以忽略不计。质量块由两个相同形状的铜块组成，因此可认为从螺丝固定处到两个铜块中间的距离为摆长。

用毫米尺测量轻质杆螺丝孔中心到杆底端的距离 L'，用毫米尺测量单个铜块的高 d，重复测量 5 次，数据记录到表 1 中。

(1) 安装单摆

将角度调节夹上的移动杆夹移去，取下转动传感器夹上的黑色大头螺母，将角度调节夹旋转安装到转动传感器上，见图 8。

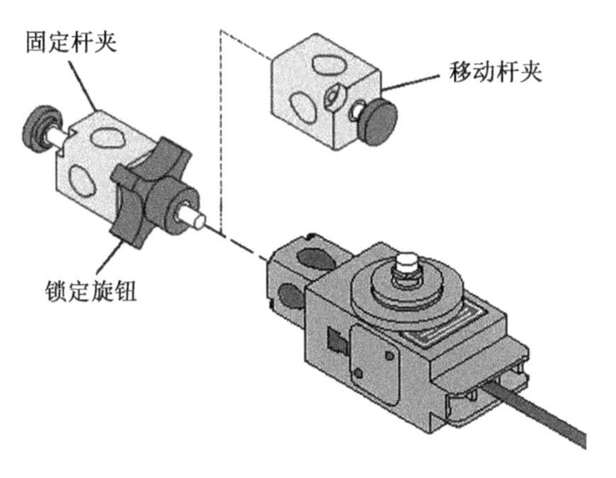

图 8　附加杆夹

在不锈钢杆的固定杆夹上安装转动传感器(见图 9)，将角度指示计轻轻滑入并固定到转动传感器尾端。将滑轮接到转动传感器上，让最大的轮子向外。连接杆通过螺丝固定到转动传感器滑轮的凹槽上，把两个 75 g 质量块放在杆的末端。

(2) 测定单摆周期

① 松开锁定旋钮，调整角度调节夹使初始角度为 0°，锁紧锁定旋钮。

② 将转动传感器连接到 850 通用接口的 PASPORT 端口，打开 850 通用接口的电源，启动电脑上的 PASCO Capstone 软件。

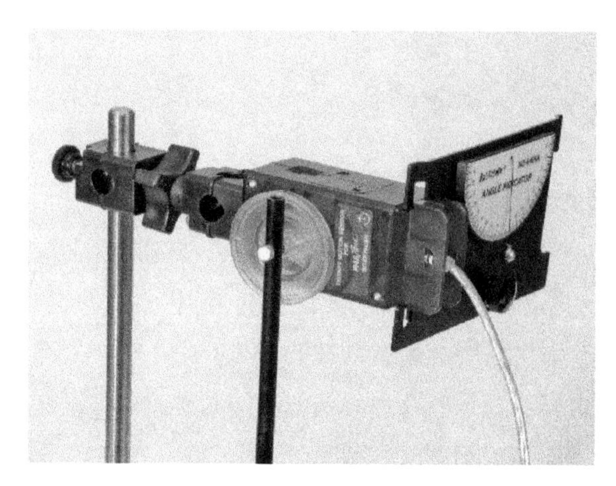

图 9　安装单摆

③ 让摆处在静止位置，在屏幕的左侧点击打开硬件设置。在硬件设置面板的右下角，点击齿轮图标。首先单击复选框取消“开始时将传感器测量归零”，点击“消除传感器零点偏移”按钮，然后点击“立即将传感器归零”，接着点击“OK”，再点击“硬件设置”来关闭面板。拖动合适的控件来显示摆动角度跟时间的关系曲线，设置控件来显示摆的平均周期。

④ 让摆从平衡位置开始摆动[不超过 10°(约 0.17 弧度)的振幅]并放手。点击记录，让计时器运行 20 s，然后单击停止。将屏幕上显示的周期值记录到软件和表 1 中。

⑤ 重复步骤③和④测量周期 5 次，求平均值。

表 1　单摆测重力加速度

物理量	次数					
	1	2	3	4	5	平均值
杆长 L' /m						
铜块高 d /m						
平均周期 T /s						

用公式 $g=4\pi^2\dfrac{L}{T^2}$ 计算重力加速度 g，并与理论值 $g=9.80\ \mathrm{m/s^2}$ 进行比较。

2. 改变倾斜角度，测定变量- g 摆的周期

记录初始角度为 0°的周期值到表 2。改变角度，每次增加 5°并重复该过程，直到最后的角度是 85.0°，记录下对应的周期值。

每次改变角度后，应观察对 0°的振荡是否对称，如果不对称，可以让摆处在静止位置时，重复上一个实验内容中的步骤③中的硬件设置。

注意：调节角度后，请确保旋转轮在转动传感器夹上的锁紧螺母处在正确工作状态，见图 10。如果你无法得到所需的角度，而且角度稍微偏离正确值，例如需要 30.0°但只调出 29.0°，可以在表格中改变角度值到 29.0°。

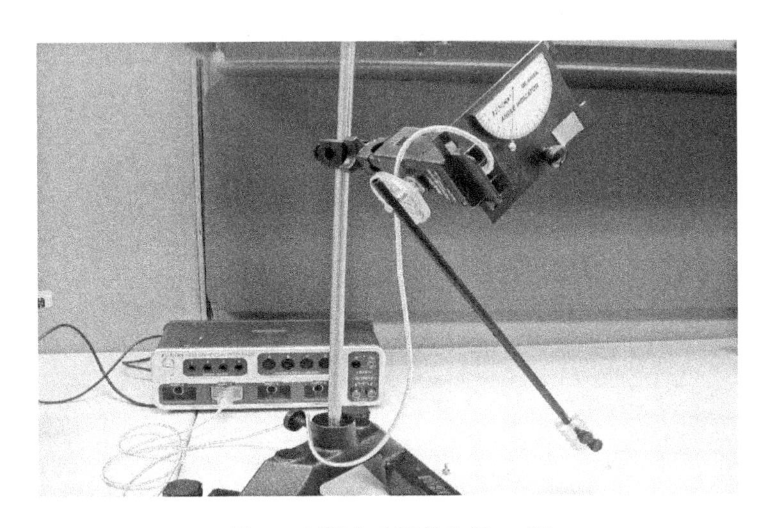

图 10　不同角度下的变量- g 摆

测定变量- g 摆的周期

(1) 记录初始角度为 0°的周期值到表 2 中。

(2) 改变角度，每次增加 5°，对硬件进行调零后测量周期。

(3) 重复该过程，直到最后的角度是 85.0°，记录下对应的周期值。保存电子版到相应文件夹中以备查。

表 2　变量- g 摆周期随角度 θ 的变化

倾斜角度 θ/(°)	$g\cos\theta$	平均周期 T/s	T^2/s^2	$\frac{1}{g\cos\theta}$
0.0				
5.0				
10.0				

（续表）

倾斜角度 θ/(°)	$g\cos\theta$	平均周期 T/s	T^2/s^2	$\frac{1}{g\cos\theta}$
15.0				
20.0				
25.0				
30.0				
35.0				
40.0				
45.0				
50.0				
55.0				
60.0				
65.0				
70.0				
75.0				
80.0				
85.0				

1. 讨论变量-g 摆的周期 T 与角度 θ 以及重力加速度的关系。

2. 在毫米方格坐标纸中作变量-g 摆的周期 T^2 与 $\frac{1}{g\cos\theta}$ 的曲线，根据其斜率计算单摆的有效长度 L_{eff}，将单摆的有效长度 L_{eff} 与实验 1 中测得的摆长 L 进行比较，其差值代表了什么？

【分析与思考】

1. 摆的周期如何依赖于重力加速度？
2. 如果在月球上，该摆的周期是变长还是缩短？为什么？

3. 当角度调整为90°时,摆会如何运动?此时的重力加速度是多少?

4. 实验误差来源主要有哪些?

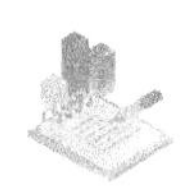

【拓展阅读】

摆动的研究在医学中应用广泛,在平衡与姿势控制、神经系统疾病诊断与监测、运动康复领域等都有研究的需求。

平衡与姿势控制方面:通过对人体站立或行走时自然产生的轻微摆动进行分析,可以评估个体的平衡功能状态。这对于诊断如眩晕症、耳部疾病等影响平衡的病症非常关键。医生可以借助专业设备监测身体摆动的参数,如摆动幅度、频率、方向等,来判断平衡系统是否存在异常。

神经系统疾病诊断与监测:帕金森综合征患者会出现特有的震颤摆动,对这种摆动特征的深入研究有助于早期诊断和病情监测。对于一些其他神经系统病变,如多发性硬化等,身体摆动模式的改变也可能提供诊断线索。

运动康复领域:患者在进行康复训练时,通过观察其运动中的摆动情况,可以精准调整康复方案。例如,对于下肢受伤康复的患者,分析其行走时的摆动规律能帮助确定肌肉力量恢复程度和步态改善效果。

精神心理疾病研究:某些精神心理疾病可能会导致身体协调性和稳定性改变,进而影响摆动特征。研究这些变化有助于理解疾病机制和评估治疗效果。

手术辅助:在一些精细手术中,医生手部的微小摆动也会影响手术效果。对这些摆动的研究有助于开发更好的手术训练方法和辅助器械,以提高手术的精准度和安全性。

摆动的研究为医学提供了多方面的信息和应用途径,有助于提高疾病的诊断水平和治疗效果。

2-2 物理摆实验——基于振荡周期的转动惯量

转动惯量是描述物体绕轴旋转的惯性大小的物理量。转动惯量的大小与物体的形状和密度分布有关，对于非对称体或不规则形状的物体，其转动惯量的计算比较复杂。转动惯量通常用符号 I 表示，单位是千克・米^2（$kg \cdot m^2$）。当物体绕轴旋转时，它的转动惯量越大，就需要更大的力才能改变它的旋转状态，即使物体旋转的角速度相同，转动惯量越大的物体，角动量也越大。转动惯量在许多学科中有广泛的应用，在机械工程中，转动惯量是设计和制造旋转机械部件的重要参数，可以用来预测机械运动的稳定性和响应时间；在物理学中，转动惯量可以用来解释物体的旋转运动、角动量守恒和角动量定理等问题；在天文学中，转动惯量可以用来描述星体的旋转状态和轨道运动等。

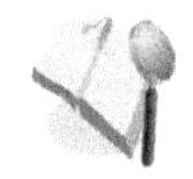

【实验目的】

1. 了解物理摆结构运动特性，掌握物理摆模型的分析方法。
2. 利用物理摆的振荡周期测量转动惯量。
3. 利用摆的质量和尺寸来确定转动惯量。

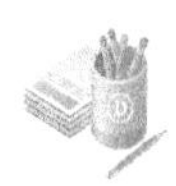

【实验原理】

物理摆的振荡周期 T 取决于围绕支点为中心的转动惯量 I_{pivot}、物理摆的质量 M 和支点中心到物理摆重心的距离 d。

$$T = 2\pi\sqrt{\frac{I_{pivot}}{Mgd}} \tag{1}$$

平行轴定理指出：物理摆围绕支点为中心的转动惯量 I_{pivot}，等于围绕重心的转动惯量 I_{cm} 与物体所有质量集中在质心并绕支点为中心的转动惯量之和：

$$I_{piovt} = I_{cm} + Md^2 \tag{2}$$

因此，关于重心的转动惯量如下：

$$I_{cm} = I_{pivot} - Md^2 \tag{3}$$

式中

$$I_{pivot} = \frac{T^2 Mgd}{4\pi^2} \tag{4}$$

因此，关于重心的转动惯量为：

$$I_{cm} = \frac{T^2 Mgd}{4\pi^2} - Md^2 \tag{5}$$

圆盘（半径 R 和质量 M）关于重心的转动惯量的理论值可通过以下公式得出：

$$I = \frac{1}{2} MR^2 \tag{6}$$

粗环关于重心的转动惯量的理论值为：

$$I = \frac{1}{2} M(R_1^2 + R_2^2) \tag{7}$$

细环关于重心的转动惯量的理论值为：

$$I = MR^2 \tag{8}$$

半径为 R 并且带有半径为 r 的小孔的圆盘，在支点孔的外缘的转动惯量的理论值为：

$$I = \frac{1}{2} M\left(\frac{R^4 - 3r^4 + 2R^2 x^2}{R^2 - r^2}\right) \tag{9}$$

式(9)中 x 为支点到圆盘中心的距离。

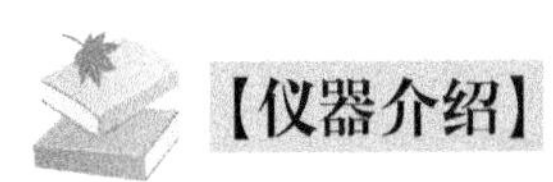

【仪器介绍】

实验所用的仪器设备和主要器材：大型支架底座、45 cm 长不锈钢杆、角度指示计、角度调节夹、物理摆装置、转动传感器、PASCO 850 通用接口、PASCO Capstone 软件、毫米尺。

本次实验的实验仪器如图 1 所示。45 cm 长不锈钢杆竖直安装在大型支架底座上，转动传感器通过角度调节夹安装到不锈钢杆上端，角度指示计通过卡口固定在转动传感器上，物理摆通过黑色细纹螺丝固定在转动传感器的轴上。转动传感器通过数据线接入 PASCO 850 通用接口，PASCO 850 通用接口通过 USB 线接入电脑，利用 PASCO Capstone 软件来读取转动传感器相关数据并显示。

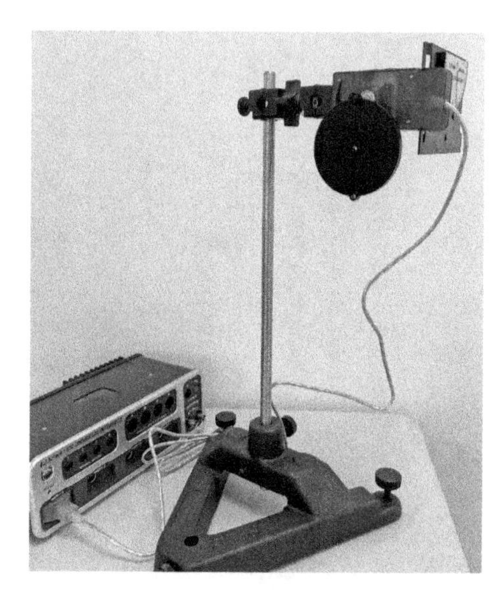

图 1　物理摆实验的实验仪器示意图

物理摆包含圆盘、带孔圆盘、细环、粗环等不同形状的带小孔摆件，如图 2 所示，可通过黑色细纹螺丝安装到转动传感器的轴上。

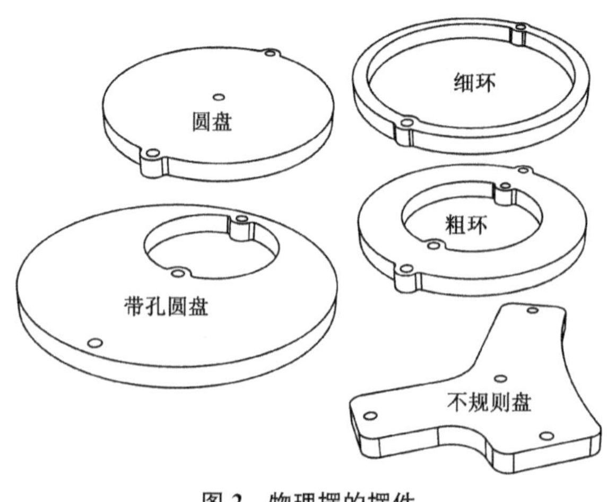

图 2　物理摆的摆件

黑色细纹螺丝在不用时收纳在数据传感器顶部螺丝孔内。

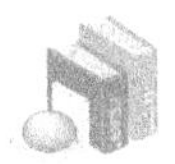

【实验内容与数据表格】

1. 通过测量振荡周期来计算圆盘的转动惯量

(1) 用电子天平测量圆盘的质量 M。

(2) 用直尺测量转动中心到质点的距离 d。

(3) 将数据传感器调整到水平的角度(角度为 0°)。

(4) 拆下多余的单摆组件、滑轮等部件并妥善保管,拧下传感器顶端的黑色安装螺钉,用该细纹螺钉通过圆盘边缘的孔把圆盘和传感器的轴连接起来。

(5) 连接转动传感器到通用数据接口。

(6) 启动 PASCO Capstone 软件,设置相应的传感器与显示控件。在"硬件设置"中将转动传感器调零,采样率为 100 Hz,在软件界面中创建周期 T、角度(°)对时间的曲线图,在图中的"统计"菜单中选择平均值,单击工具栏中的"统计信息"按钮来激活统计信息。

(7) 轻轻转动圆盘使盘小幅度摆动(20 °左右),在软件中单击"记录"按钮开始记录数据,25 s 后,单击"停止"按钮停止记录数据。

(8) 在数字表中查看平均周期 T,也可在示波器界面工具栏中,选择"缩放轴" 以选择所有数据,显示"活动数据的选定统计结果",查看周期 T 的平均值,将相关数据记录到表 1。

表 1 计算圆盘的转动惯量

物理摆	物理量						
	质量 M /kg	平均周期 T /s	转动中心到质点的距离 d /m	圆盘的半径 R /m	通过测量振荡周期得到的转动惯量 I_{cm} /(kg·m^2)	理论转动惯量 I /(kg·m^2)	相对误差
圆盘							

(9) 将周期 T、质量 M 和转动中心到质点的距离 d 代入式(5),计算圆盘关于重心的转动惯量 I_{cm}。

2. 通过测量面积和质量来计算圆盘的转动惯量

(1) 用直尺测量圆盘的半径 R。

(2) 将半径 R、质量 M 代入式(6),计算圆盘关于重心的转动惯量 I。

3. 用粗环、细环、带孔圆盘各绕外边缘重复上述实验,分别通过测量振荡周期,以及测量面积和质量来计算其转动惯量,并进行对比分析,数据表格自拟。

4. 将自己的电子记录保存为"摆动的研究 2 -学号-姓名-桌号. cap",整理并恢复实验仪器。

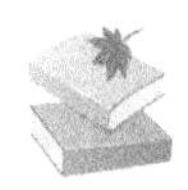

【分析与思考】

1. 对比用周期计算的转动惯量和用面积计算的转动惯量。

2. 物理摆的转动惯量可以通过它的振荡周期来计算,你的结果是支持还是反对这个观点? 为什么?

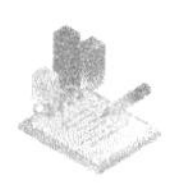

【拓展阅读】

转动惯量在医学中的应用

在医学领域,转动惯量可以应用于以下方面:

运动分析:通过测量人体或身体部位的转动惯量,可以了解其运动特性和惯性特征。这对于评估运动障碍、设计康复方案以及研究人体运动力学等方面具有重要意义。

假肢设计:在假肢设计中,需要考虑假肢的转动惯量与人体残肢的匹配,以确保假肢的运动自然且舒适。

医疗器械设计:一些医疗器械,如手术器械、康复设备等,其转动惯量的设计会影响操作的准确性和稳定性。

生物力学研究:转动惯量是生物力学中的一个重要参数,用于研究生物体的运动和力学行为，例如关节运动、肌肉收缩等。

医学影像学：在某些医学影像学技术中，如磁共振成像(MRI)，转动惯量可以用于校正图像的失真或评估组织的力学性质。

实验 3

欧姆定律的应用——用伏安法测量电阻

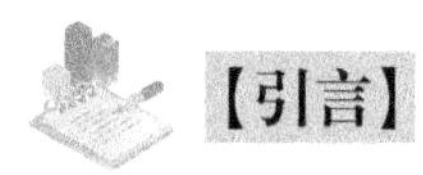

【引言】

在有关电学电路的讨论中，我们知道有三个基本的物理量，电流、电压、电阻。这三者之间的关系是19世纪早期时，德国物理学家乔治·西蒙·欧姆经过长期研究后提出的，被命名为欧姆定律。其内容为："在同一电路中，导体中的电流跟导体两端的电压成正比，跟导体的电阻阻值成反比。"

欧姆定律的标准公式形式为：

$$I = \frac{U}{R}$$

其中 I 表示电流，U 表示电压，R 表示电阻。

欧姆定律的公式告诉我们，当电压一定时，电流与电阻成反比，当电阻一定时，电流与电压成正比。欧姆定律揭示了电路中电流遵循的基本"交通规则"，使这三者的关系有机地联系在一起，是最重要的电学规律之一。

欧姆定律的应用非常广泛，它是电路分析和设计中最基本的工具之一。

通过欧姆定律，我们可以计算出电路中的电流、电压和电阻，为电路分析和设计提供了重要的理论基础。

欧姆定律被广泛应用于电路设计、电子器件的选型和电路故障的排除等方面。此外，欧姆定律还可以用于测量电路中的电流和电阻，对电路的性能进行评估和优化。欧姆定律不仅应用于电学领域，它还被广泛应用于其他物理学科和工程领域。

为了纪念欧姆对电磁学的贡献，物理学界将电阻的单位命名为欧姆，以符号

Ω 表示。

以导体两端电压 U 为横坐标，导体中的电流 I 为纵坐标，所做出的曲线，称为伏安特性曲线。当伏安特性曲线为一条通过坐标原点的直线时，直线的斜率为电阻的倒数。具有这种性质的电器元件叫线性元件，其电阻叫线性电阻或欧姆电阻。

当伏安特性曲线不是过原点的直线，而是不同形状的曲线时，该伏安特性曲线为非线性曲线，具有这种性质的电器元件被称作非线性元件。

本实验通过对直流电路中有关元件的伏安特性的测量，验证欧姆定律，并通过对欧姆定律来得到待测元件的参数。

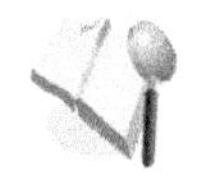

【实验目的】

1. 掌握欧姆定律的基本原理和公式。
2. 掌握伏安法测量电阻的方法，练习绘制伏安特性曲线。
3. 搭建串、并联电路，掌握并联电阻和串联电阻的等效电阻计算方法。

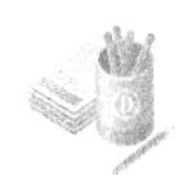

【实验原理】

1. 欧姆定律

欧姆定律：同一电路中，通过某段导体中的电流，跟这段导体两端的电压成正比，跟这段导体的电阻成反比。

其标准公式形式为：

$$I=\frac{U}{R} \tag{1}$$

该公式还可变形为 $R=\frac{U}{I}$ 和 $U=RI$。

公式中各物理量单位：I —电流，单位是安培(A)；U —电压，单位是伏特(V)；R —电阻，单位是欧姆(Ω)。

电路中元件的伏安特性是指该元件上的电压与通过该元件的电流之间的函数关系。由测得的伏安特性可了解该元件的性质。其特性曲线可以直观地观察

到 R、U、I 之间的关系。

2. 全电路欧姆定律

上述欧姆定律只是讨论了不含电源的某一段电路，而要讨论包含了电源的电路(全电路)时，欧姆定律要做一些改变。这样的定律称之为全电路欧姆定律或闭合电路的欧姆定律。电源的特征用以下两个物理量来表征：

(1) 电动势

它反映了电源把其他形式的能量转换成电能的本领，常用符号 E 或ε 表示。其定义式为：

$$E=\frac{W}{q} \tag{2}$$

E 的单位是伏特(V)，W 的单位是焦耳(J)，q 单位是库仑(C)，1 V=1 J/C，电动势跟外电路无关。

(2) 内阻

它表征了电源工作时，电流流过电池内部时所受到的阻力，一般用字母 r 表示，与外电路无关。当电源和负载电阻 R 形成回路时，其各个参数的变化规律服从全电路的欧姆定律，其数学表达式为：

$$I=\frac{E}{R+r} \tag{3}$$

电动势和电压的单位都是伏特(V)，但它们是截然不同的物理量。

电动势是对电源而言的，它描述移送单位电量时，非静电力做功的多少。即移送 1 C 电量时，其他形式的能转化为电能的多少。

电压是对某一段电路而言的，它描述在这段电路中，移送单位电量时电场力做功的多少。即移送 1 C 电量时电能转化为其他形式能的多少。

一般在分析闭合电路问题时，欧姆定律(亦称部分电路欧姆定律)和全电路欧姆定律经常交替使用。要分清楚电动势是针对电源存在的，电压则是针对电路普遍存在的。当电源与外电路连接成闭合回路时，用电压表测量电源的输出端得到的是端电压 U，而电源没有连接到电路中，是开路的，则用电压表测量电源的输出端可以认为得到的是电源的电动势(条件是电压表的输入阻抗很大，与电源的内阻相比认为是无穷大)。

【仪器介绍】

实验所用的仪器设备和主要器材：直流恒压电源、数字万用表、小型直流电流表、9 孔可插面包板，以及电阻、灯泡、长短导线等标准插孔元器件。

1. 直流恒压电源

图 1 为 DH-VC1 型直流恒压恒流源。它有 0～30 V 稳定电压输出及 0～50 mA 稳定电流输出、正负电压输出三种输出方式，输出插孔上方标注了极性与量程。

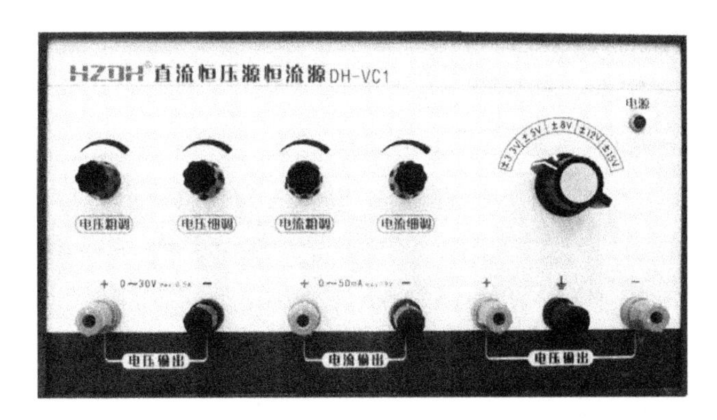

图 1　DH-VC1 型直流恒压恒流源

2. 电流表

图 2 为 91c4 型小型直流电流表，满量程为 250 mA，精度为 2.5 级。

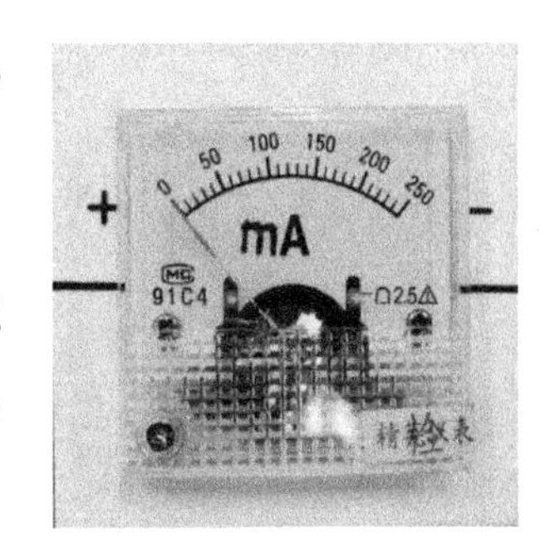

图 2　91c4 型小型直流电流表

3. 数字万用表

数字万用表是一种常见的电子测量仪器，它可以用来测量电压、电流、电阻、电容、频率等电学参数。其各个端口的接线方式如下：

(1) COM 端口：连接到电路的地线上；

(2) VΩHz 端口：用于电压、电阻、频率的测量；

(3) mA 端口：用于测量电流，通常测量范围为毫安级别；

(4) A 端口：用于测量电流，通常测量范围为安培级别。

(1) 用于电压测量时

选择电压测量挡位，通常为 V 或 mV 挡位；将红色测试笔连接到被测电路的正极，将黑色测试笔连接到负极；选择合适的量程，读取显示屏上的电压值。

(2) 用于电流测量时

选择电流测量挡位，通常为 mA 或 A 挡位；将红色测试笔连接到电路的输入端，将黑色测试笔连接到电路中的串联电阻上；打开电路，选择合适的量程，读取显示屏上的电流值。

(3) 用于电阻测量时

选择电阻测量挡位，通常为 Ω 挡位；将红色测试笔和黑色测试笔连接到被测电阻的两端；选择合适的量程，读取显示屏上的电阻值。

(4) 用于频率测量时

选择频率测量挡位，通常为 Hz 或 kHz 挡位；将红色测试笔连接到被测电路的输入端，将黑色测试笔连接到地线上；打开电路，读取显示屏上的频率值。

图 3 为 UT39E 型数字万用表，本实验中用其电压挡，实验中应选择合适的量程。该表的输入阻抗很大(≥10 MΩ)，本实验中可认为阻抗无穷大。

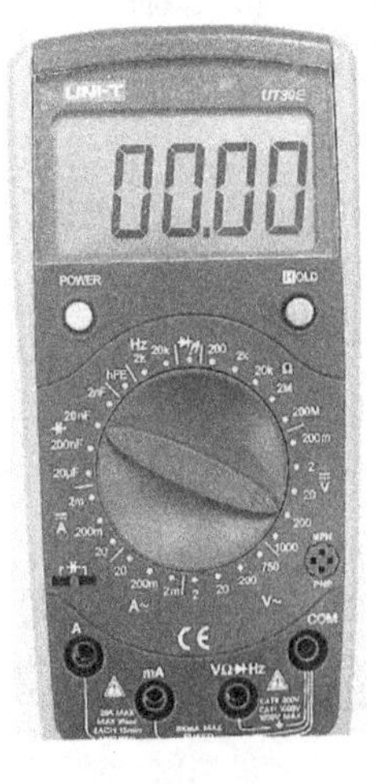

图 3　UT39E 型数字万用表

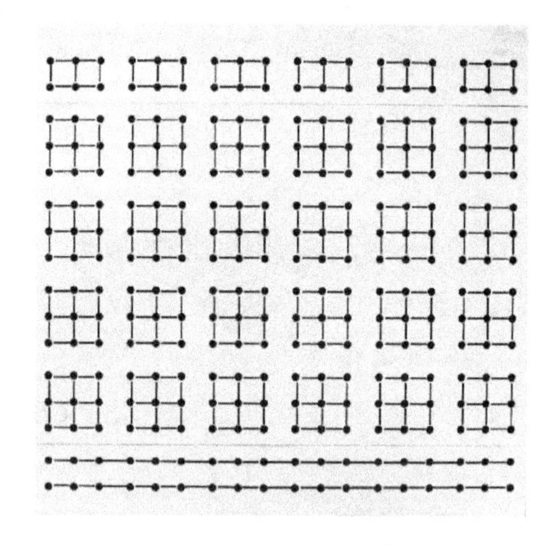

图 4　9 孔可插面包板

4. 9 孔可插面包板

9 孔可插面包板的插孔可插入电阻、电流表、导线等标准元器件，如图 4 所示，有黑线相连的插孔代表内部有导线连接，如田字格 9 孔内部连接成一个点。

使用时应检查接线，避免短路。

5. 标准元器件

图5为本实验用到的标准元器件——5.1 Ω电阻、10 Ω电阻、20 Ω电阻、47 Ω电阻、100 Ω电阻、200 Ω电阻、220 Ω电位器、钨丝小灯泡（含灯泡座）、干电池（课题实验选用）、连接器（短导线）及长连接导线若干。

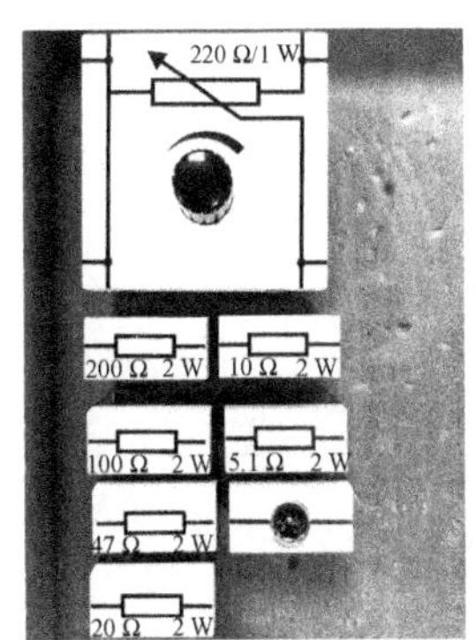

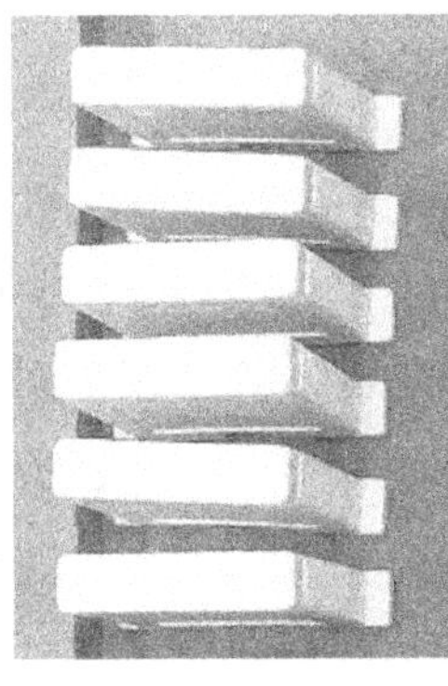
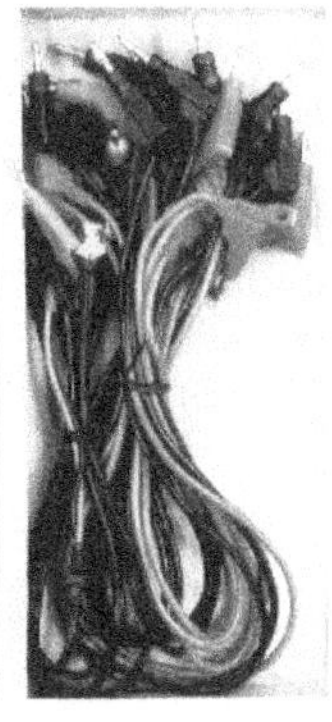
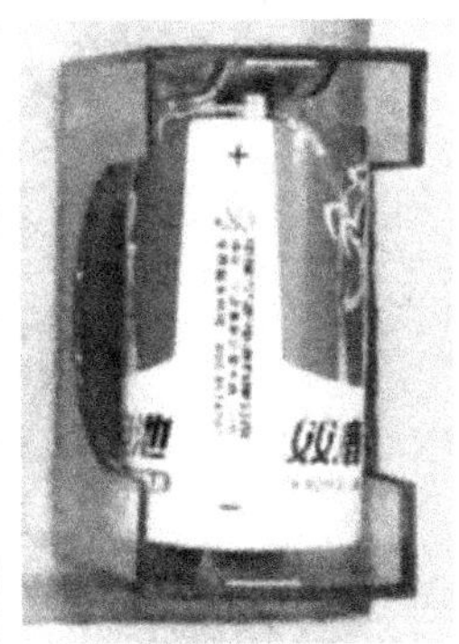

图5　电阻、灯泡、连接器、长导线、干电池

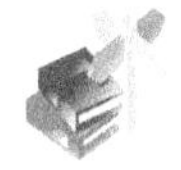

【实验内容与数据表格】

1. 测量线性电阻的伏安特性

实验电路见图6。改变电压U_S，测量R_L两端的电压U和流过其中的电流I。

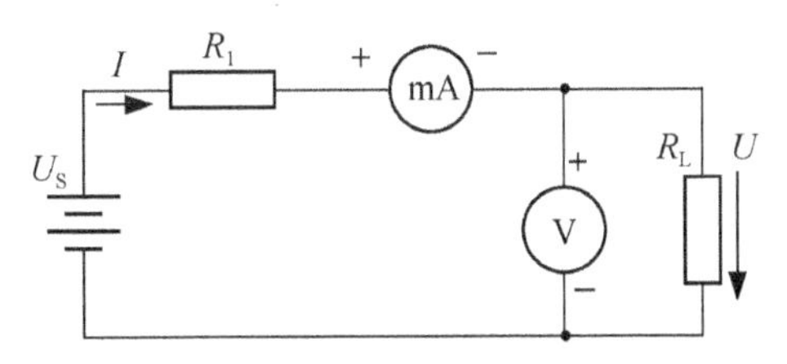

图6　线性电阻伏安特性实验电路

图6中电阻R_1取20 Ω，电流表取250 mA表头，电压表（数字万用表直流电压200 V挡，可以认为其内阻无穷大），电阻R_L取10 Ω，电源U_S用DH-VC1型直流恒压恒流源，用其0～30 V电压输出端。调节恒压电源的电压输出旋钮，改

变输出电压U_S,使通过负载电阻R_L的电流I改变,测量该电流I和负载电阻R_L两端的电压U。

按图6接线完毕,恒压电源U_S电压粗调旋钮左旋到底置于零位,打开电源开关,调节恒压电源电压粗调和细调旋钮,使电压表上的读数分别为0 V、0.5 V、1.0 V、1.5 V、2.0 V、2.5 V,测量相应电压值时电流表的读数I,数据记入表1。测量完毕,将恒压电源电压粗调旋钮置于零位(左旋到底)。(注意:电流表指针达到250 mA时,不得再加电压,避免烧坏器件。)

表1　测量线性电阻的伏安特性

U/V	0	0.5	1.0	1.5	2.0	2.5
I/mA						

要求:

(1) 根据表1数据,在方格坐标纸上以U为横坐标,I为纵坐标作图,用光滑曲线连接各实验点,得到一直线,该直线方程为$I=kU$。

(2) 在直线上测量范围内取两点的坐标(注意不要用实验点),用解析几何求解其斜率k,验证$k=\frac{1}{R_L}$,即验证了欧姆定律$I=\frac{U}{R}$。

2. 测量非线性电阻的伏安特性

本实验采用钨丝灯泡作为非线性电阻。当灯泡两端施加电压后,钨丝上有电流流过,从而产生功耗,钨丝温度上升,钨丝的电阻增加。随着电压的不断增加,灯泡越来越亮,钨丝的温度越来越高,钨丝的电阻也越来越大。灯泡不加电压时的电阻称为冷态电阻,施加额定电压时测得的电阻称为热态电阻。(由于钨丝点亮时温度很高,超过额定电压时会烧断,因此使用时不能超过额定电压。)

实验电路见图7。电阻R_1取20 Ω,电流表取250 mA表头,电压表(数字万用表直流电压200 V挡,可以认为其内阻无穷大),电源U_S用DH-VC1型电源,用其0～30 V电压输出端。改变电源的输出电压U_S,使小灯泡两端的电压改变,测量该电压U和与其对应的电流I。

按图7接线完毕,恒压电源U_S电压粗调旋钮左旋到底置于零位,打开电源开关,调节恒压电源电压粗调和细调旋钮,使电压表上的读数分别为0 V、0.5 V、1 V、2 V、3 V、4 V、5 V、6 V、7 V、8 V、9 V,测量相应电压值时电流表的读

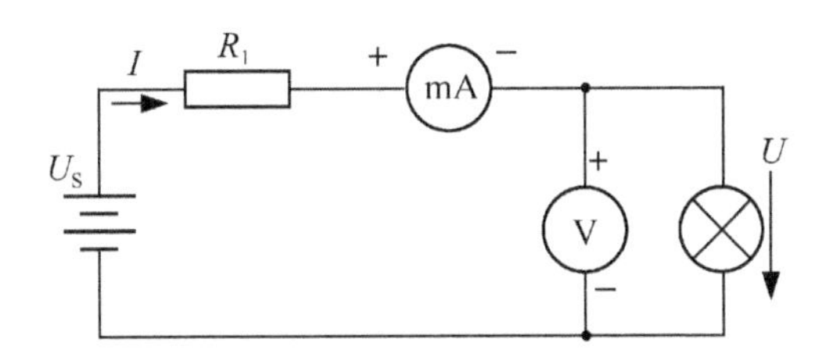

图7　钨丝灯泡伏安特性实验电路

数 I，数据记入表2。注意：电流表指针不可超量程，灯泡两端的电压不可以超过12 V，否则会烧坏电流表、烧断钨丝。测量完毕，将恒压电源电压粗调旋钮置于零位(左旋到底)。

表2　测量非线性电阻的伏安特性

灯泡电压 U/V	0	0.5	1.0	2.0	3.0	4.0	5.0	6.0	7.0	8.0	9.0
灯泡电流 I/mA											

要求：

(1) 根据表2数据，在方格坐标纸上以 U 为横坐标，I 为纵坐标作图，用光滑曲线连接各实验点，得到一曲线，可以看出伏安特性曲线不是直线，所以是非线性的。但线上每一个点的电阻值都是可以用欧姆定律来计算的。不同的电阻值有不同的温度。

(2) 已知功率公式为：$P=UI$。请计算灯泡电压为8.5 V时的功率 P。

(3) 计算灯泡电压8.5 V时的灯丝温度。

(4) 理论计算灯泡在冷态(27 ℃未加电)突加8.5 V电压时的瞬时电流，该电流是灯泡热态时(稳定发亮)的电流的多少倍?

备注：

电阻温度系数简称TCR，表示电阻当温度改变1 ℃时，电阻值的相对变化。实际应用时，通常采用平均电阻温度系数，定义式为

$$\overline{\mathrm{TCR}}=\frac{R_2-R_1}{R_1(T_2-T_1)} \tag{4}$$

本实验采用钨丝灯泡作为非线性电阻，钨的电阻温度系数为 $\overline{\mathrm{TCR}}=4.8\times$

10^{-3}/℃，为正温度系数。本实验所用钨丝小灯泡27 ℃时电阻约为4.75 Ω。

3. 验证串联电路特点

实验电路见图8。电阻R_1取10 Ω，电阻R_2取47 Ω，电阻R_3取100 Ω，先按照图中实线接线，调节电压U_S，使电压表所示的$U_{总}$为20 V，记录此时电流表所示的I值；保持U_S不变，再将电压表分别按照图中虚线连接，分别测量出R_1、R_2、R_3两端的电压值，记入表3。测量完毕，将恒压电源电压粗调旋钮置于零位（左旋到底）。

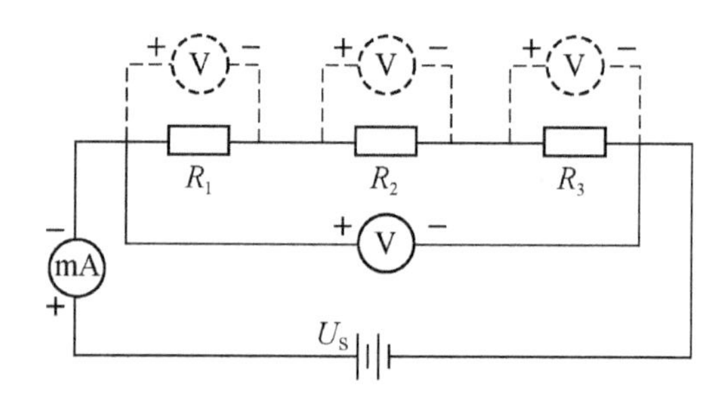

图8 串联电路实验电路

表3 验证串联电路

$U_{总}$/V	I/mA	U_{R_1}/V	U_{R_2}/V	U_{R_3}/V
20				

要求：

（1）验证串联电阻的分压作用：判定$U_{R_1}+U_{R_2}+U_{R_3}$是否等于$U_{总}$。

（2）验证串联电路中总电阻等于各电阻之和：根据欧姆定律，计算$R_{总}$、R_1、R_2、R_3的测量值，判定$R_1+R_2+R_3$是否等于$R_{总}$。

（3）各实验值与理论值之间误差多大，是否在允许范围内（本实验最大误差应不超过5%）？

4. 验证并联电路特点

实验电路见图9。电阻R_1取47 Ω，电阻R_2取100 Ω，电阻R_3取200 Ω，先按照图9左电路图接线，调节电压U_S，使电流表所示的$I_{总}$为200 mA，记录此时电压表所示U值；保持U_S不变，再将电流表分别按照图9右电路图中虚线连接，分别测量R_1、R_2、R_3支路中的电流值，记入表4。测量完毕，将恒压电源电压粗调旋钮置于零位(左旋到底)。

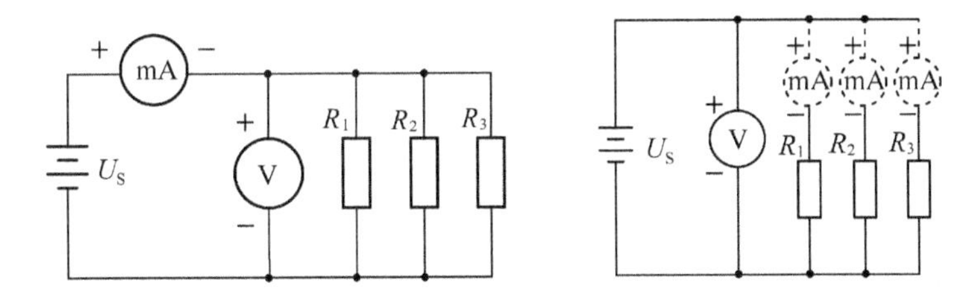

图 9　并联电路实验电路

表 4　验证并联电路

$I_{总}$/mA	U/V	I_{R_1}/mA	I_{R_2}/mA	I_{R_3}/mA
200				

要求:

(1) 验证并联电阻的分流作用:判定 $I_{R_1}+I_{R_2}+I_{R_3}$ 是否等于 $I_{总}$。

(2) 验证并联电路总电阻的倒数等于各并联电阻倒数值之和:根据欧姆定律,计算 $R_{总}$、R_1、R_2、R_3 的测量值,判定 $1/R_1+1/R_2+1/R_3$ 是否等于 $1/R_{总}$。

(3) 各实验值与理论值之间误差多大,是否在允许范围内(本实验最大误差应不超过 5%)?

5. 选做实验:干电池内阻的测量内(全电路欧姆定律的应用)

全电路欧姆定律的数学表达式见式(3):

$$I=\frac{E}{R+r}$$

公式可变形为:

$$\begin{aligned} U&=E-Ir \\ E&=U+Ir \\ r&=\frac{E-U}{I} \end{aligned} \tag{5}$$

式中 E 为电动势, U 为路端电压($U=IR$), R 为外电路电阻, r 为内阻, Ir 为电源的内电压,也叫内压降。

当干电池与外电路连接成闭合回路时，用电压表测量干电池的输出端得到的是端电压 U，而当干电池没有连接到电路中，是开路的，则用电压表测量干电池的输出端可以认为得到的是干电池的电动势（条件是电压表的输入阻抗很大，与电源的内阻相比认为是无穷大，本实验所用的数字电压表可以认为其输入阻抗无穷大）。

实验电路见图 10。E 为干电池，R_1 为 5.1 Ω 电阻，R_w 为 220 Ω 电位器，电压表用数字万用表直流电压 20 V 挡，电流表取 250 mA 表头。先按图 10 中实线连接，闭合开关 S，电压表读数即为干电池电动势 E。断开 S 后再连接图 10 中虚线部分，连接好后闭合 S，此时电压表读数为端电压 U。调节 R_w，使电流表读数分别为 50 mA、100 mA、150 mA、200 mA。在电压表上读取相应的电压值记入表 5。注意：干电池长时间放电会因消耗而导致电压下降，所以测量时，每调节好一个参数即断开 S 记录数据，以保证测量准确。

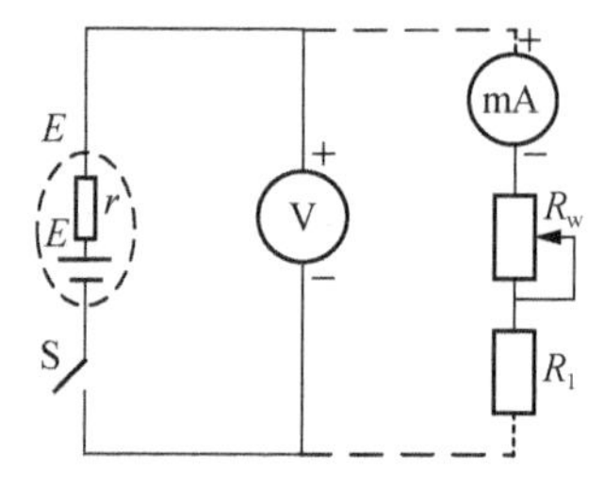

图 10　测量干电池内阻的实验电路

表 5　干电池内阻的测量

电动势 E/V				
电流 I/mA	50	100	150	200
端电压 U/V				
内阻 r/Ω				
$\bar{r}$/Ω				

要求：

（1）根据所测数据算出该干电池的内阻。

（2）计算干电池在所测各放电电流时的内压降。

（3）计算所测各电流时的负载电阻阻值。

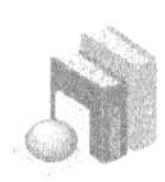

【注意事项】

1. 打开 DH-VC1 型电源开关前，应使电压输出为零（电压粗调旋钮左旋到底）。

2. 实验中不可使电流表超量程，即表针达到250 mA时不可再加电压，否则会损坏元器件。

3. 实验完毕将输出电压调至零，关闭电源开关，整理元件导线，将其归位。

【分析与思考】

1. 当使用伏安法测电阻时，电表的内阻对测量结果会产生什么影响？如何减少这种影响？

2. 在实际操作中，如何提高伏安法测电阻的精确度？有哪些因素会影响测量的精确度？

3. 灯泡内钨丝的电阻随着温度的变化而变化，但是在欧姆定律中电阻是一个常量，为什么还能满足欧姆定律呢？

4. 除了伏安法测电阻，你还知道哪些测量电阻的方法？请试着比较这些方法的优缺点。

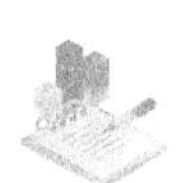

【拓展阅读】

医学中欧姆定律的应用主要体现在生物电学方面，生物电学是研究生物体内电现象的学科，包括生物电现象的产生、传播、调控和应用等方面。欧姆定律应用于生物电学研究中的电流、电压和电阻计算等方面，具体应用包括：

1. 计算心脏电生理参数：心脏电生理学研究心脏的电信号传导和心脏节律的生成。在心脏电生理学研究中，欧姆定律可以应用于计算心肌电阻、电流和电压等参数，从而了解心脏电生理学的特性和机制。

2. 电刺激治疗：电刺激是一种常见的治疗方法，例如在神经系统疾病治疗中，欧姆定律可以用于计算电刺激的电流和电阻等参数，以达到治疗效果。

3. 电生理信号检测：在神经科学研究中，欧姆定律可以应用于计算神经元膜电位和电流等参数，从而研究神经元的电生理特性。

4. 生物电阻抗成像：生物电阻抗成像是一种非侵入性的成像技术，通过测量不同部位的电阻变化来获得图像信息,欧姆定律可以应用于计算电阻、电流和电压等参数,从而实现生物电阻抗成像。

5. 生物电信号处理:在生物电信号处理中,欧姆定律可以应用于计算电流、电压和电阻等参数,从而实现生物电信号的分析和处理。例如在心电图信号处理中,欧姆定律可以用于计算心肌电阻和电流等参数,从而实现心电图信号的分析和诊断。

实验 4

整流与滤波电路

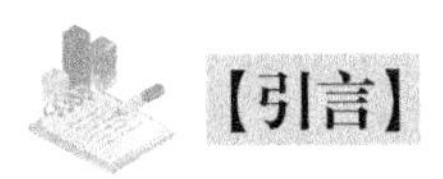

【引言】

整流电路是将交流电信号转换为直流电信号的电路。整流电路的基本原理是利用半波或全波整流器将交流电信号中的负半周或正半周去掉，从而获得一段具有相同极性的直流电信号。常见的整流电路有半波整流电路和全波整流电路两种。

半波整流电路利用一只二极管将正半周或负半周的交流电信号削减，从而实现半波整流的效果。全波整流电路则利用两只二极管将正负两个半周的交流电信号分别削减，从而实现全波整流的效果。

滤波电路是一种将电路中的信号进行处理，以去除其中的噪声、杂波或者其他干扰的电路。滤波电路按照其功能可分为低通滤波器、高通滤波器、带通滤波器和带阻滤波器四种。

低通滤波器：低通滤波器可以滤除信号中高于截止频率的频率分量。低通滤波器一般由电容和电阻组成，电容具有阻止直流电通过的特性，而对于交流电信号则具有导通的特性。通过选择合适的电容和电阻，可以实现滤波器的截止频率的控制。

高通滤波器：高通滤波器可以滤除信号中低于截止频率的频率分量。高通滤波器一般由电容和电阻组成，电容具有阻止低频信号通过的特性，而对于高频信号则具有导通的特性。同样，通过选择合适的电容和电阻，可以实现滤波器的截止频率的控制。

带通滤波器：带通滤波器可以滤除信号中低于或高于一定频率范围的频率分量。带通滤波器一般由电容、电感和电阻组成，通过合理的电感、电容和电阻的组合，可以实现滤波器的截止频率和通带宽度的控制。

带阻滤波器：带阻滤波器可以滤除信号中某一特定频率范围内的频率分量。带阻滤波器一般由电容、电感和电阻组成，通过合理的电感、电容和电阻的组合，可以实现滤波器的截止频率和通带宽度的控制。

整流电路和滤波电路广泛应用于医学、电子、通信、计算机、汽车、航空航天等领域的信号处理和干扰抑制，是一种重要的信号处理技术。

示波器是一种能直接观察和真实显示被测信号的综合性电子测量仪器，它不仅能定性观察电路的动态过程，例如观察电压、电流或经过转换的非电量等的变化过程，还可以定量测量各种电参数，如脉冲幅值、上升时间等。示波器在电工电子设备的检修及生产调试过程中非常重要，它是电工、电子实验中必不可少的测量仪器。

示波器的用途不仅仅局限于电子领域，利用信号变换器，其能够响应各种物理激励源，使之转变为电信号，包括声音、机械应力、压力、光、热。从科研院所到家电维修，各行业都在使用示波器，如汽车工程师使用示波器来观测发动机的振动，医务人员使用示波器观测脑电波等，示波器的使用范围无比广泛。

【实验目的】

1. 了解数字存储示波器的基本功能。
2. 掌握数字示波器、信号源等电学基本仪器的使用方法。
3. 认识电学基本元件，学会基本电路的搭建。

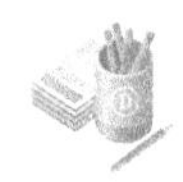

【实验原理】

1. 整流和滤波

整流电路的作用是把交流电转换成大脉动直流电，滤波电路的作用是把大脉动直流电处理成平滑的脉动小的直流电。

（1）观测全波桥式整流

桥式整流电路如图1所示，输入电压 u_i、负载电阻 R_3 上的电压 u_o 的波形见图 2。

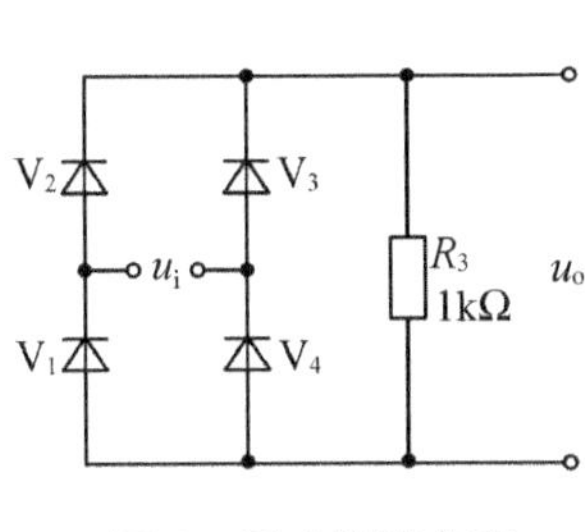

图 1　桥式整流电路

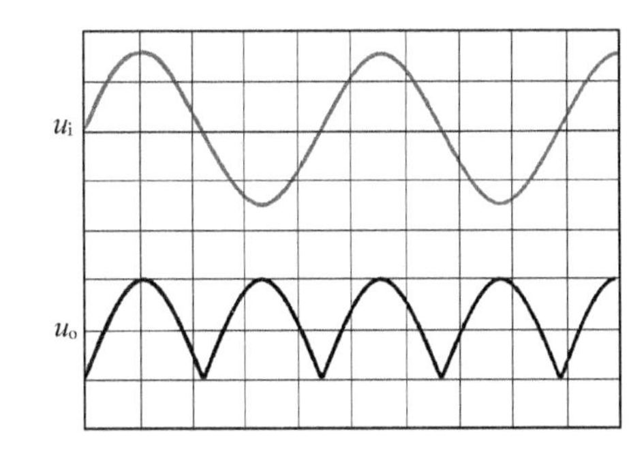

图 2　全波整流输入、输出波形

若输入交流电为：

$$u_i(t)=U_P\sin\omega t \tag{1}$$

则经桥式整流后的输出电压为：

$$u_o=\begin{cases}U_P\sin\omega t & 0\leqslant\omega t\leqslant\pi\\ -U_P\sin\omega t & \pi\leqslant\omega t\leqslant 2\pi\end{cases} \tag{2}$$

u_o 的平均值为：

$$\bar{u}_o=\frac{1}{T}\int_0^T u_o(t)\mathrm{d}t=\frac{2}{\pi}U_P\approx 0.637U_P \tag{3}$$

（2）观测整流滤波

由式(1)可知，全波整流后的电压仍然是具有脉动的直流电，为了减少波动，通常要加滤波器，最简单的电容滤波电路如图 3 所示。

输入电压 u_i 经电容 C_2 滤波后的输出电压 u_o 的波形见图 4。

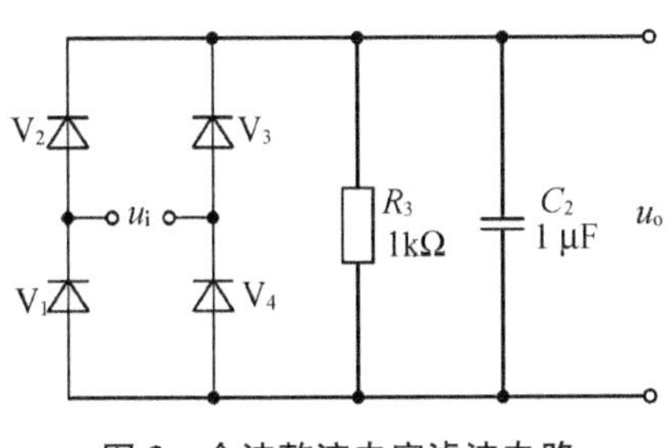

图 3　全波整流电容滤波电路

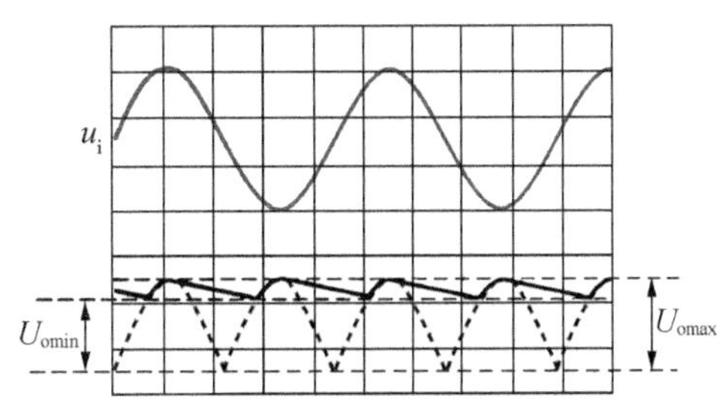

图 4　输入及滤波后的波形图

由电路原理可知，电容越大，充放电时间越长，u_o 的波形就越平滑。u_o 的平均值可以近似估计为：

$$\bar{u}_o \approx \frac{1}{2}(U_{omax} + U_{omin}) \tag{4}$$

2. 观测交流相移电路的相位差

在一个电路网络中，只要有电抗元件，其输入交流信号与输出交流信号之间就会产生相位差。图 5 为一简单的阻容相移电路。根据电路理论，其输入信号与输出信号之间的相位差为：

$$\varphi = -\arctan\frac{\omega}{\omega_0} = -\arctan 2\pi f R_1 C_1 \tag{5}$$

可以采用如下实验方法对相位差 φ 进行测量。

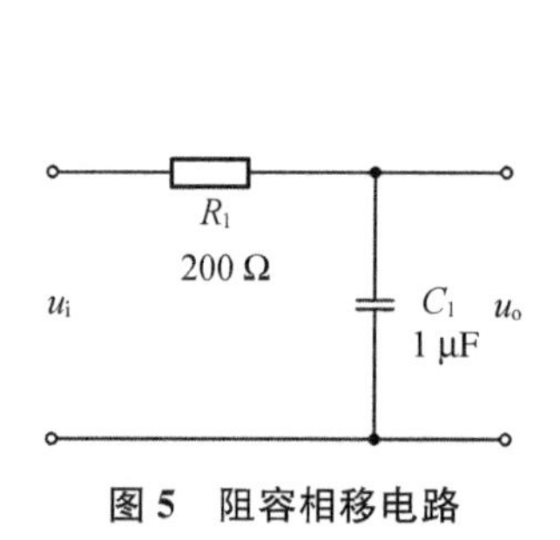

图 5　阻容相移电路

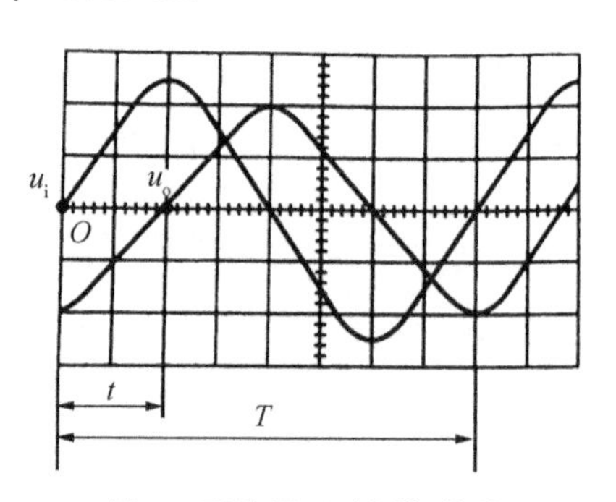

图 6　双踪显示法测相位差

(1) 双踪显示法

将正弦信号接入图 5 的输入端 u_i，将 u_i 与输出信号 u_o 分别接到示波器的两个通道输入端，屏幕上出现如图 6 所示波形。u_i 超前于 u_o 的相位差 φ 为：

$$\varphi = \frac{t}{T} \times 360^\circ \tag{6}$$

(2) 利萨如图形法

将 u_i、u_o 分别接到示波器的 X 轴和 Y 轴输入端，屏幕上将显示如图 7 所示的利萨如图形。相位差 φ 为：

$$\varphi = \arcsin\frac{b}{a} \tag{7}$$

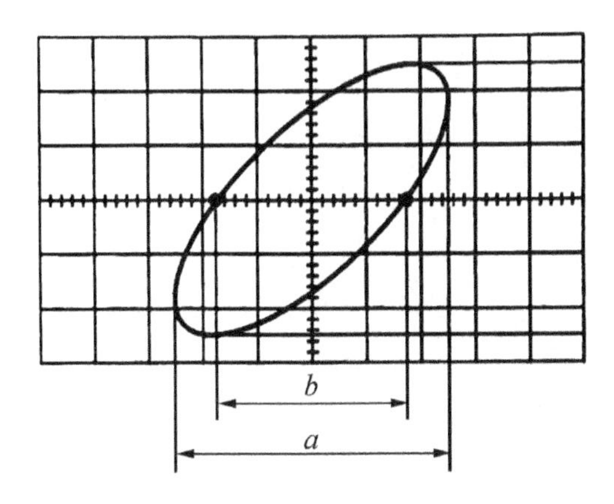

图 7　利萨如图形法测相位差

式中，a 为纵(横) 方向的最大偏转距离，b 为椭圆与纵(横)轴相截的距离。

【仪器介绍】

实验所用的仪器设备和主要器材：二极管伏安特性与应用实验箱、数字存储示波器、函数信号发生器。

1. 二极管伏安特性与应用实验箱

二极管伏安特性与应用实验箱中包含有教学实验用 9 孔可插面包板(实验 3 中图 4)，以及与之配套的电阻、电容、二极管、变阻器、开关、导线等元件。

教学实验用 9 孔可插面包板：含有日字型、田字型和一字型结构，有黑线相连的插孔代表内部有导线连接，如田字格 9 孔内部连接成一个点。使用时应检查接线，避免短路。

电阻、电容、二极管、变阻器、开关、导线等元件如图 8 所示，元件均可以与 9 孔可插面包板配套使用搭建电路，插拔方便、耐用。

2. 数字存储示波器

示波器是一种能直接观察和真实显示被测信号的综合性电子测量仪器，它不仅能定性观察电路的动态过程，例如观察电压、电流或经过转换的非电量等的变化过程，还可以定量测量各种电参数，如脉冲幅值、上升时间等。

示波器本质上是一种图形显示设备，它描绘电信号的图形曲线。在大多数应用中，呈现的图形能够表明信号随时间的变化过程：垂直 (Y) 轴表示电压，水

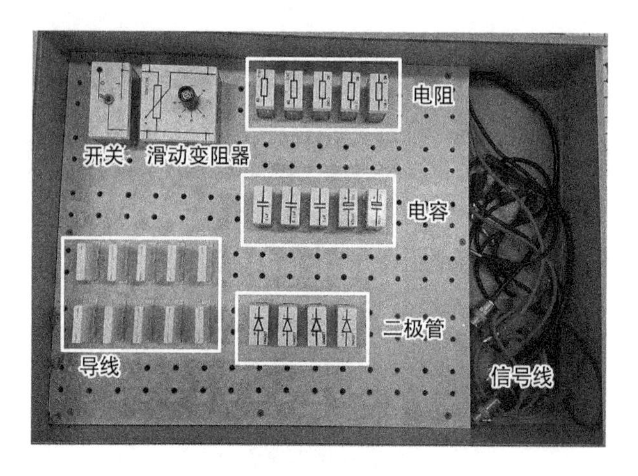

图 8　电阻、电容、二极管、变阻器、开关、导线等元件

平(X)轴表示时间,有时称亮度为 Z 轴(如图 9 所示)。即电压波形描述水平方向的时间和垂直方向的电压。当波形的高度发生变化,则表示电压值在变化。图 10 为普通波形图,其中:

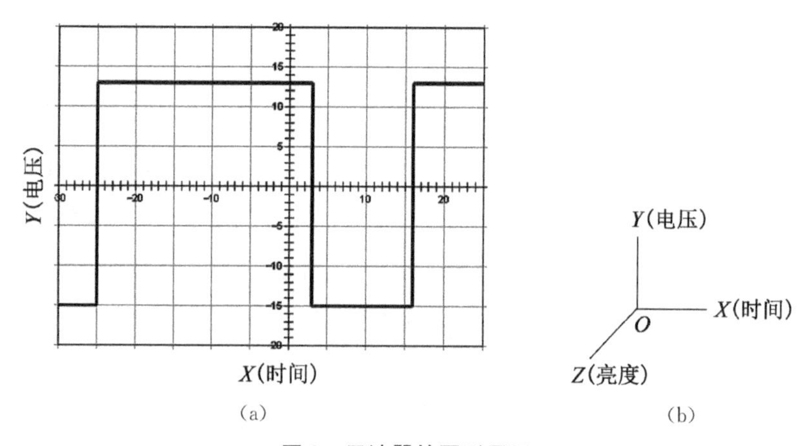

图 9　示波器的图形显示

正弦波是像海浪一样起伏的波形,电压周期性地上升和下降。正弦波的定义在数学上是通过正弦函数来表达的,其振幅和频率都是恒定的,这使得它成为一种非常稳定和可预测的波形。正弦波的基本特性主要包括振幅、频率和相位,这些特性使得正弦波能够精确地描述许多物理现象,如振动、波动和声波等。

衰减的正弦波开始像正弦波,但振幅越来越小,最终消失。

方波是只有两个值的波,高电平和低电平交替出现。

矩形波类似于方波，但高电平或低电平的时间可以变化，形成不同的占空比。

锯齿波的波形像锯齿一样，快速上升然后缓慢下降，或反之。

三角波是形状像等腰三角形的波形，先上升后下降，或先下降后上升。

阶跃波的波形会在某个时刻突然跳跃到一个新值，并保持不变。

脉冲波是一种间断的持续时间极短的突然发生的电信号。

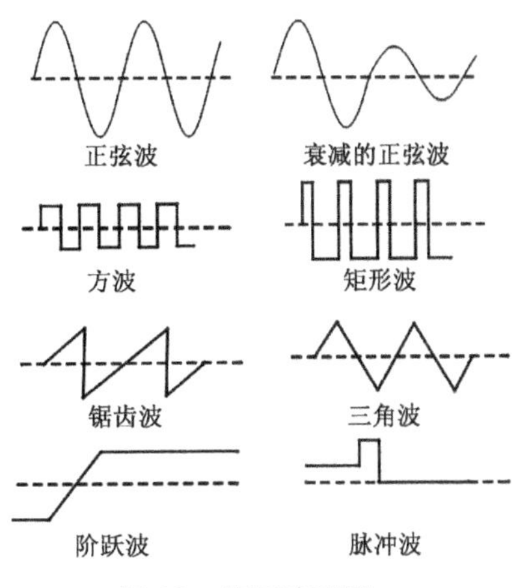

图 10　普通波形图

这些波形在电子、通信和信号处理等领域有着广泛的应用。

模拟示波器工作方式是直接测量信号电压，通过电子束在垂直方向描绘电压并显示在显示器屏幕上。当狭窄的、由高速电子组成的电子束，打在涂有荧光物质的屏面上时，就可产生细小的光点。在被测信号的作用下，电子束仿佛一支笔，在屏面上描绘出被测信号的瞬时变化曲线。

与模拟示波器不同，数字示波器是按照采样原理，利用 A/D 变换，将连续的模拟信号转变成离散的数字序列，然后进行恢复重建波形，从而达到测量波形的目的。它捕获的是波形的一系列样值，并对样值进行存储，存储限度是判断累计的样值是否能描绘出波形。

数字的手段意味着以数字形式表示波形信息，实际存储的是二进制序列。这样，利用示波器本身或外部计算机，可以方便地进行分析、存档、打印和其他的处理。数字存储示波器能够持久地保留信号，可以扩展波形处理方式，在示波器的显示范围内，可以稳定、明亮和清晰地显示任何频率的波形。数字存储示波器还便于捕获和显示那些可能只发生一次的事件(即瞬态现象)，波形没有必要是连续的，即使信号已经消失，仍能够显示出来。

图 11 为数字存储示波器的基本原理框图，其中 A/D 转换器是波形采集的关键部件，其作用是将连续的模拟信号转变为离散的数字序列，然后按照数字序列的先后顺序重建波形。所以 A/D 单元起到一个采样的作用，它在采样时钟的作用下，将采样脉冲到来时刻的信号幅值的大小转化为数字表示的数值。

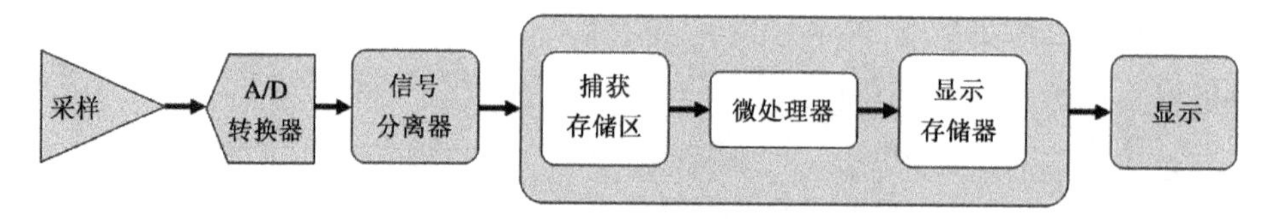

图 11　数字存储示波器的基本组成框图

信号分离器将数据按照顺序排列，即将 A/D 变换的数据按照其在模拟波形上的先后顺序存入存储器，其地址顺序就是采样点在波形上的顺序，采样点相邻数据之间的时间间隔就是采样间隔。当存储器内的数据足够复原波形的时候，再送入微处理器，用于复原波形并显示。

微处理器用于控制和处理所有的控制信息，并把采样点复原为波形点，存入显示存储器，并用于显示。最后，显示单元将显示存储器中的波形点显示出来。

3. 函数信号发生器

函数信号发生器是电子测量领域中最基本、应用最广泛的一类电子仪器，是信号仿真实验的最佳工具，它可以产生不同频率、不同波形的电压信号，加到被测器件、设备上，通过观察输出响应，可以分析其性能参数。

函数信号发生器是一种精密的测试仪器，具有连续信号、扫频信号、函数信号、脉冲信号等多种输出信号并具有多种调制方式和外部测频功能，是电子工程师、电子实验室、生产线及教学、科研需配备的理想设备。

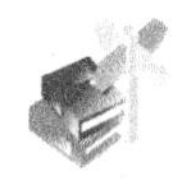

【实验内容与数据表格】

1. 熟悉示波器的基本操作，观测波形

接通示波器和函数信号发生器的电源，将函数信号发生器设置为正弦波(1 kHz、20 V)输出，其输出连接到实验电路板输入端 u_i，用示波器观察其正弦波波形。

本实验使用的是双夹探极，在垂直功能设置中，探极的衰减系数应选“1×”，耦合方式选直流(本实验测量的大都是整流后的波形)，也可以用自动设置按钮先进行自动设置，看到波形后再进行其他设置。

练习用三种方法测量待测信号的频率 f、周期 T 和峰峰值 U_{PP}。

（1）估测

在显示屏上读出水平方向格数和垂直方向格数，同时读出 Y 通道偏转因数旋钮和扫描时间因数旋钮的位置，将测量数据记入表 1 中，计算出正弦波信号的周期 T、频率 f 和电压峰峰值 U_{PP}。

表 1　观测交流信号波形

<table>
<tr><td>测量方法</td><td colspan="2">U_{PP}/V</td><td colspan="2">T/ms</td><td>f/Hz</td></tr>
<tr><td rowspan="3">估测</td><td>波形最高点到最低点的格数</td><td>Y 通道偏转因数旋钮的位置/(V/格)</td><td>一个完整波形的水平格数</td><td>扫描时间因数旋钮的位置/(s/格)</td><td rowspan="3">$f=$</td></tr>
<tr><td></td><td></td><td></td><td></td></tr>
<tr><td colspan="2">$U_{PP}=$</td><td colspan="2">$T=$</td></tr>
<tr><td rowspan="3">光标测量</td><td>电压光标 1 位置</td><td></td><td>时间光标 1 位置</td><td></td><td rowspan="3">$f=$</td></tr>
<tr><td>电压光标 2 位置</td><td></td><td>时间光标 2 位置</td><td></td></tr>
<tr><td colspan="2">$U_{PP}=$</td><td colspan="2">$T=$</td></tr>
<tr><td>自动测量</td><td colspan="2">$U_{PP}=$</td><td colspan="2">$T=$</td><td>$f=$</td></tr>
</table>

（2）光标测量

使用光标测量功能，测量 T 和 U。将电压光标 1 和电压光标 2 分别对准波形最高点与最低点，在表 1 中记录下电压光标 1、电压光标 2 的位置，将时间光标 1 和时间光标 2 分别对准一个完整波形的两端，在表 1 中记录下时间光标 1、时间光标 2 的位置，计算出电压峰峰值 U_{PP}、周期 T、频率 f。

（3）自动测量

使用自动测量功能，等待波形稳定后，在菜单框中直接读出频率 f、周期 T 和电压峰峰值 U_{PP} 的数据并记入表 1 中。

在坐标纸上绘出波形图。

2. 用示波器观测整流电路的输出波形

按图 1 所示电路接线，用函数信号发生器输入 1 kHz、20 V 的正弦信号，用光标法测量全波桥式整流电路输出电压 u_o 的峰值 U_P 和周期 T，算出频率 f 和 U_o 的平均值，记入表 2 中。

表 2 观测整流电路的输出波形

电压				时间			
U_o/V			$\overline{U}_o$	时间光标 1	时间光标 2	周期 T	频率 f
电压光标 1	电压光标 2	增量 U_P					

3. 用示波器观测整流滤波电路的输出波形

按图 3 所示电路接线，用函数信号发生器输入 1 kHz、20 V 的正弦信号，用光标法测量整流滤波电路输出电压波形的 U_{omax} 和 U_{omin} 及周期 T，算出频率 f 和 U_o 的平均值，以上数据记入表 3 中，并在坐标纸上绘出波形图。

表 3 观测整流滤波电路的输出波形

电压							时间			
U_{omax}/V			U_{omin}/V			$\overline{U}_o$	时间光标 1	时间光标 2	周期 T/S	频率 f/Hz
电压光标 1	电压光标 2	增量	电压光标 1	电压光标 2	增量					

4. 相位测量

(1) 双踪显示法测量相位差

按图 5 接线，用函数信号发生器输入 1 kHz、20 V 的正弦信号，将输入信号 u_i 与输出信号 u_o 分别接到示波器的两个通道输入端，调节示波器，使屏幕上同时显示两通道波形。调节时间光标 1 和时间光标 2，测量超前时间 t 与周期 T，将数据记入表 4，计算 φ 实验值。根据 R_1、C_1、f 的值算出 φ 的理论值，将测量值与理论值进行比较。

表 4 双踪显示法测量相位差

t/μs			T/μs			φ 实验值	φ 理论值	误差/%
时间光标 1	时间光标 2	增量	时间光标 1	时间光标 2	增量			

（2）利萨如图形法测量相位差

按图5接线，用函数信号发生器输入1 kHz、20 V的正弦信号，将输入信号u_i与输出信号u_o分别接到示波器的两个通道输入端，调节示波器，两路输入信号垂直合成利萨如图形，记录纵（横）方向的最大偏转距离a、椭圆与纵（横）轴相截的距离b，计算φ实验值，将测量值与理论值进行比较。

表5　利萨如图形法测量相位差

	a/格	b/格	φ实验值	φ理论值	误差/%
估测					

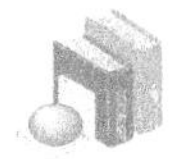

【注意事项】

1. 使用同轴电缆接线时，应插入接口后顺时针旋转锁定，更换接线时应先逆时针旋转至卡口位置再拔下线缆。

2. 阅读配套数字示波器的面板功能与基本操作后再进行开机等操作。

3. 本实验使用的是双夹探极，在垂直功能设置中，探极的衰减系数应选“1×”，耦合方式选直流。

4. 更换电路元件前，应将输入电流调至最小或断开。

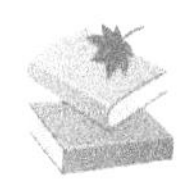

【分析与思考】

1. 数字示波器和模拟示波器的区别是什么？

2. 为什么数字示波器能捕获单次或瞬变信号？

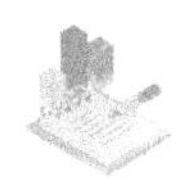

【拓展阅读】

整流电路和滤波电路在医学中的应用

整流电路和滤波电路在医学中的应用十分广泛，为医疗设备的安全性和可靠性提供了重要的保障。以下是一些例子：

电子生理仪器：电子生理仪器用于记录人体生理信号，如心电图、脑电图、肌电图等。这些信号都是微弱的交流信号，需要通过整流电路和滤波电路进行处理，以获得可靠的信号。

医用电刺激器：医用电刺激器用于治疗各种疾病，如神经、肌肉相关疾病等。电刺激器需要产生一定的电流和电压，同时需要对输出信号进行整流和滤波，以确保输出信号的稳定性和安全性。

医用超声仪器：医用超声仪器用于检测和治疗各种疾病，如肿瘤、心脏病等。超声信号是交流信号，需要通过整流电路和滤波电路进行处理，以获得可靠的信号。

医用电子散热器：医用电子散热器用于治疗各种疾病，如风湿病、关节炎等。电子散热器需要产生高频电磁波信号，同时需要对输出信号进行整流和滤波，以确保输出信号的稳定性和安全性。

实验 5

几何光学与人眼模型

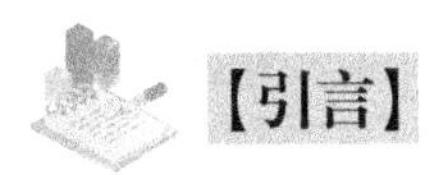

【引言】

光学(optics)是物理学中最古老的一个基础学科，又是当前科学研究中最活跃的学科之一，具有强大的生命力和不可估量的前途。光学的不少规律和理论是直接从生产实践中总结出来的，有相当多的发现来自长期的系统的科学实验。因此，生产实践和科学实验是光学发展的源泉。随着人类对自然的认识不断深入，光学的发展大致经历了萌芽时期、几何光学时期、波动光学时期、量子光学时期、现代光学时期等 5 个时期。

早在 2 000 多年前，人类就开始了对光的研究，最初主要是试图回答“人怎么能看见周围的物体”等问题。中国的《墨经》记录了世界上最早的光学知识，它叙述影的定义和生成，光的直线传播性和针孔成像，并且以严谨的文字讨论了在平面镜、凹球面镜和凸球面镜中物和像的关系。

古希腊的欧几里得研究了光的反射。古阿拉伯学者阿勒・哈增写过一部《光学全书》，讨论了许多光学的现象。11 世纪阿拉伯学者伊本・海赛姆发明制作了凸透镜。17 世纪初，英国博物学家罗伯特・胡克设计出了一台复合显微镜，开始用于科学研究试验。

17 世纪上半叶，荷兰数学家和物理学家斯涅耳发现了光的折射定律，斯涅耳的这一折射定律(也称斯涅耳定律)是从实验中得到的，未做任何的理论推导。1637 年，法国数学家和物理学家笛卡儿出版的《屈光学》一书中首次把折射定律作出了理论上的推证，他没做任何的实验，只是从一些假设出发，并将其坐标几何学应用到光学研究上，理论上推导出折射定律。

反射定律和折射定律的建立使光学真正形成一门学科，奠定了几何光学的基础。

几何光学是光学学科中以光线为基础，研究光的传播和成像规律的一个重要的实用性分支学科。在几何光学中，把组成物体的物点看作是几何点，把它所发出的光束看作是无数几何光线的集合，光线的方向代表光能的传播方向。上述光线的概念与光的波动性质相违背，因为无论从能量的观点，还是从光的衍射现象来看，这种几何光线都是不可能存在的，所以几何光学只是波动光学的近似，是当光波的波长很小时的极限情况。作此近似后，几何光学就可以不涉及光的物理本性，而能以其简便的方法解决光学仪器中的光学技术问题。在研究物体被透镜或其他光学元件成像的过程，以及设计光学仪器的光学系统等方面都显得十分方便和实用。

光线的传播遵循以下基本定律：

① 光线的直线传播定律。光在均匀媒质中沿直线方向传播。食、影和针孔成像等现象都证明这一事实，大地测量等很多光学测量工作也都以此为根据。

② 光的独立传播定律。两束光在传播途中相遇时互不干扰，仍按各自的途径继续传播；而当两束光会聚于同一点时，在该点上的光能量是简单相加的。

③ 反射定律和折射定律。光传播途中遇到两种不同媒质的光滑分界面时，一部分反射，另一部分折射。反射光线和折射光线的传播方向分别由反射定律和折射定律决定。

④ 光程可逆性原理。一束光线从一点出发经过无论多少次反射和折射，如在最后遇到与光束成直角的界面反射，光束必然准确地循原路返回出发点。

20 世纪中叶，光学开始进入了一个新的时期，特别是激光问世以后，光学成为现代科学技术前沿的重要组成部分。激光科学与激光技术的迅速发展和广泛应用，引起了整个科学技术的重大变化。现代光学还有一个重要的分支是成像光学、全息术和光学信息处理。现代光学与其他学科和技术的结合，在人们的生产和生活中发挥着日益重大的作用和影响，正在成为人们认识自然、改造自然以及提高劳动生产率的越来越强有力的武器。

2015 年，距阿拉伯学者伊本·海赛姆的五卷本光学著作诞生恰好一千年。一千年来，光技术带给人类文明巨大的进步。为此，联合国宣布 2015 年为“光和光基技术国际年”以纪念千年来人类在光领域的重大发现。

5-1 几何光学——薄透镜焦距的测定

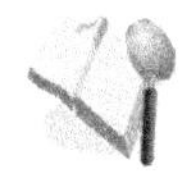

【实验目的】

1. 了解透镜成像规律。
2. 测量凸透镜、凹透镜的焦距。
3. 学会图示图解法处理实验数据。

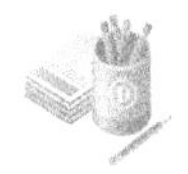

【实验原理】

当透镜的厚度远小于焦距时，即为薄透镜，在近轴光线(靠近光轴且与光轴夹角很小的光线)条件下，且物方和像方折射率相等时，薄透镜成像公式(亦称高斯公式)为：

$$\frac{1}{p}+\frac{1}{p'}=\frac{1}{f} \tag{1}$$

放大率：

$$m=\frac{p'}{p} \tag{2}$$

式中 p 表示物距，p' 表示像距，f 表示透镜的焦距。

1. 透镜成像的规律

(1) 物体位于凸透镜两倍的焦距之外时，成缩小的倒立实像于透镜异侧一倍焦距和两倍焦距之间。例如照相机的成像。

(2) 物体位于凸透镜一倍的焦距和两倍的焦距之间时，成放大的倒立实像于透镜异侧两倍焦距之外。例如投影仪的成像。

(3) 物体位于凸透镜的焦点以内时，成放大的正立虚像于透镜同侧焦距以外，该虚像虽然不能用像屏接收，却可以用眼睛通过透镜看到。例如放大镜的成像。

(4) 物体位于凸透镜两倍焦距时，成等大倒立实像于透镜异侧两倍焦距处。

(5) 物体位于凸透镜焦点位置时，成像于透镜异侧无穷远处。物体位于无穷远处时，成像于透镜异侧焦点处。

(6) 凹透镜是发散透镜，实物放在任何位置通过凹透镜成像后都成一个正立缩小的虚像。

2. 透镜焦距测量

(1) 物距像距法测量凸透镜焦距

根据薄透镜成像式(1)，测出物距 p 和像距 p'，即可算出焦距 f。

(2) 两次成像法(贝塞尔法或共轭法)测量凸透镜焦距

在物体与像屏的距离大于四倍凸透镜焦距 ($l > 4f$) 的条件下，凸透镜在此范围内移动，可以得到一次放大的和一次缩小的实像，如图 1 所示。可从下式确定凸透镜的焦距

$$f = \frac{l^2 - d^2}{4l} \tag{3}$$

式中 l 为物体与像屏的距离，d 为前后两次成像时凸透镜移动的距离。

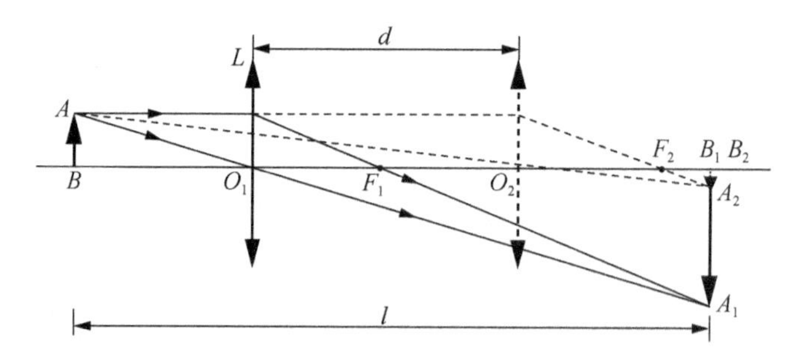

图 1　两次成像法测凸透镜焦距

(3) 物距像距法测量凹透镜焦距

凹透镜是发散透镜，实物放在任何位置通过凹透镜后都成一个正立缩小的虚像。由于虚像无法用像屏接受，因此无法通过实物成像的方法直接测量凹透镜的焦距。用凸透镜辅助成像，就可利用薄透镜成像公式计算出凹透镜焦距。如图 2 所示，实物 AB 经凸透镜 L_1 成像为 $A'B'$，在 L_1 与 $A'B'$ 之间插入待测焦距的凹透镜 L_2。$A'B'$ 对于 L_2 而言是虚物，物距为 p。$A'B'$ 通过 L_2 成实像 $A''B''$，像距为 p'(物距 p 要小于凹透镜 L_2 的焦距时才能得到实像)。注意凹透镜的焦距符号及物距、像距的符号规则，利用下式

$$\frac{-1}{p}+\frac{1}{p'}=\frac{-1}{f_{凹}}$$

可计算凹透镜的焦距 $f_{凹}$。

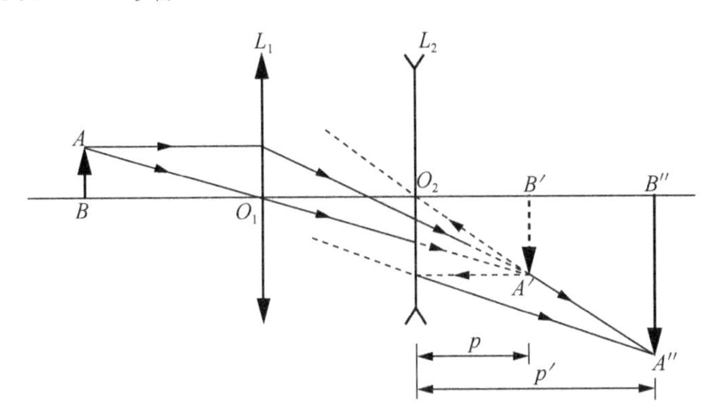

图 2　物距像距法测凹透镜焦距

由于人眼对成像清晰度的分辨能力有限，因此像屏在一小范围内移动时，人眼所见的像都是清晰的。在实际测量中，为了减小误差，建议采用左右逼近法确定成像位置，即将像屏或透镜自右至左移动确定清晰像点位置，再将像屏或透镜自左至右移动(右逼近)确定清晰像点的位置，取两次位置平均值作为像屏的位置。

【仪器介绍】

实验所用的仪器设备和主要器材：光学导轨、光源、凸透镜、凹透镜、白屏。

光学导轨：基本的光学组件。镜片和镜片支架的底座放在光学轨道上，用力向下压，将其卡到轨道中间的宽槽里固定。若要移动，挤压底座上的弹性卡角，并沿着轨道滑动即可。带有螺丝和方螺母的光学元件，可以将螺母滑入轨道中间或两侧的凹槽，然后将螺丝穿过光学元件固定底座，再旋入方形螺母，旋紧螺丝，即可固定光学元件。光学轨道上的刻度尺测量部件的位置，如图 3 所示。

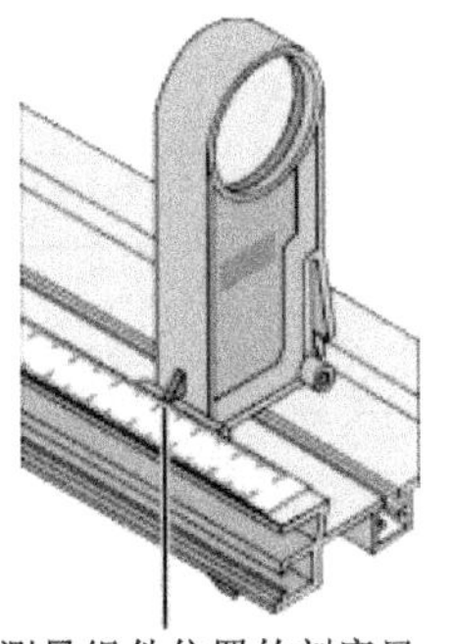

图 3　光学轨道

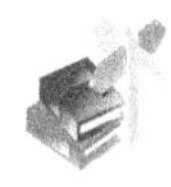

【实验内容与数据表格】

1. 物距像距法测量凸透镜焦距

(1) 将光源放置在光学轨道上 0 刻度位置，光源通电。

(2) 将凸透镜放置到光学轨道上距离光源 20 cm 处，即物距 $p=20$ cm，其后放置白屏，由右向左移动白屏找到清晰的放大的交叉箭头像，记录下白屏此时的位置 x_1，由左向右移动白屏找到清晰的放大的交叉箭头像，记录下白屏此时的位置 x_2，两次位置求平均值 $\bar{x}=\frac{x_1+x_2}{2}$，填写到表 1 中。（实验室提供了 3 个不同焦距的凸透镜，通过此步骤的操作，选择合适的透镜。）

(3) 重复步骤(2)，改变凸透镜到光源的距离（物距）分别为 25 cm、30 cm、35 cm、40 cm，找到清晰的（放大或缩小）交叉箭头像所在位置，测得的数据填写到表 1 中。

表 1　物距像距法测量凸透镜焦距　　单位：cm

凸透镜到光源的距离物距 p		20	25	30	35	40
成清晰实像的位置	左逼近 x_1					
	右逼近 x_2					
	$\bar{x}=\frac{x_1+x_2}{2}$					
像距 $p'=x-p$						
$\frac{1}{p}$						
$\frac{1}{p'}$						

(4) 在实验过程中仔细观察成像的位置及像的大小，计算 $\frac{1}{p}$ 和 $\frac{1}{p'}$。

(5) 根据表 1 数据，在方格坐标纸上以 $\frac{1}{p}$ 为横坐标，$\frac{1}{p'}$ 为纵坐标作图，得到一直线,该直线方程为 $\frac{1}{p'}=\frac{1}{f}-\frac{1}{p}$。

(6) 在线上取两点的坐标(不要用实验点),根据这两点坐标,求解 x 轴和 y 轴截距,对于每个截距分别计算一个 f 的值,求出两个值的平均值 $\bar{f}$,计算相对误差。

2. 两次成像法测量凸透镜焦距

(1) 将光源放置在光学轨道上 0 刻度位置,其后放置白屏,设置白屏距光源的距离为 $L=45$ cm ($L>4f$)。

(2) 将被测凸透镜置于光源与白屏之间,移动透镜在白屏上得到一次清晰的缩小实像,记录此时凸透镜的位置 d_1 填写到表 2 中。

表 2 两次成像法测量凸透镜焦距 单位:cm

白屏到光源的距离 L	清晰的缩小实像凸透镜位置 d_1	清晰的放大实像凸透镜位置 d_2	$d=d_1-d_2$	$f=\frac{L^2-d^2}{4L}$
45				
50				
55				
60				
凸透镜焦距 $\bar{f}=$				

(3) 再次移动透镜,在白屏上得到一次清晰的放大实像,记录此时凸透镜的位置 d_2 填写到表 2 中。

(4) 设置光源到屏幕的距离分别为 50 cm、55 cm、60 cm,重复步骤(2)和(3)。找到两次清晰像的透镜位置并记录数据。

(5) 计算两次凸透镜位置之间的间距 d。

(6) 利用公式 $f=(L^2-d^2)/4L$,求出凸透镜焦距,求出焦距平均值 $\bar{f}$。

3. 物距像距法测量凹透镜焦距

(1) 将光源放置在光学轨道上 0 刻度位置,将凸透镜 ($f=10$ cm) 放置到光学轨道上,距离光源距离大于一倍以上焦距,其后放置白屏,移动白屏找到清晰的交叉箭头像,记录下白屏此时的位置 O,填写到表 3 中。

表 3　物距像距法测量凹透镜焦距

凸透镜成像位置 $O=$____________ cm　　单位：cm

<table>
<tr><td colspan="2">凹透镜位置 x</td><td></td><td></td><td></td><td></td><td></td></tr>
<tr><td colspan="2">物距 $p=x-O$</td><td>-6</td><td>-7</td><td>-8</td><td>-9</td><td>-10</td></tr>
<tr><td rowspan="3">加凹透镜后再成像位置 $\bar{x}$</td><td>左逼近 x_1</td><td></td><td></td><td></td><td></td><td></td></tr>
<tr><td>右逼近 x_2</td><td></td><td></td><td></td><td></td><td></td></tr>
<tr><td>$\bar{x}=\frac{x_1+x_2}{2}$</td><td></td><td></td><td></td><td></td><td></td></tr>
<tr><td colspan="2">像距 $p'=\bar{x}-x$</td><td></td><td></td><td></td><td></td><td></td></tr>
<tr><td colspan="2">$\frac{1}{p}$</td><td></td><td></td><td></td><td></td><td></td></tr>
<tr><td colspan="2">$\frac{1}{p'}$</td><td></td><td></td><td></td><td></td><td></td></tr>
</table>

（2）在凸透镜和白屏之间插入凹透镜，设置凹透镜距离白屏 O 的距离为 6 cm（此为物距），记录下此时凹透镜的位置为 x，由左向右移动白屏找到清晰的交叉箭头像，记录下白屏此时的位置 x_1，由右向左移动白屏找到清晰的交叉箭头像，记录下白屏此时的位置 x_2，两次位置求平均值 $\bar{x}=\frac{x_1+x_2}{2}$，填写到表 3 中。

（3）重复步骤（2），改变物距为 7 cm、8 cm、9 cm、10 cm。

（4）根据表 3 数据，在方格坐标纸上以 $1/p$ 为横坐标，$1/p'$ 为纵坐标作图，得到一直线，该直线方程为 $\frac{1}{p'}=\frac{1}{f}-\frac{1}{p}$。

（5）在线上取两点的坐标（不要用实验点），根据这两点坐标求解 x 轴和 y 轴截距，对于每个截距分别计算一个 f 的值，求出两个值的平均值 $\bar{f}$，计算相对误差。

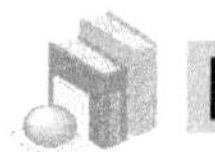

【注意事项】

1. 不要用手触摸透镜的光学表面，若透镜的光学表面有污痕，要用特制的镜头纸擦拭或气球拂去。

2. 光学元件易损，使用时要轻拿轻放，切勿挤压、碰撞。

3. 在光学导轨上移动光学元件时要慢慢移动。

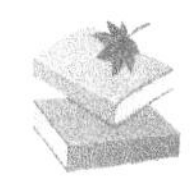

【分析与思考】

1. 怎样快速判断凸、凹透镜？

2. 人眼对成像的清晰度的分辨能力是有限的，因此像屏在一小范围内移动时，人眼所见到的像都是清晰的，想一想如何解决这个问题以减小实验中的误差？

5-2 人眼模型——近视和远视的物理矫正

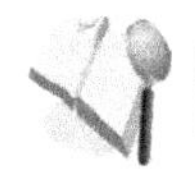

【实验目的】

1. 了解眼睛成像原理。
2. 学会矫正近视、远视。

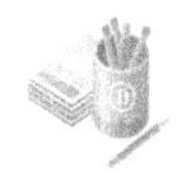

【实验原理】

1. 眼睛的成像原理

眼睛是视觉的感觉器官，眼球是眼睛的主要部分，它具有折光成像和感光换能两种作用。眼睛的成像过程主要依靠调节晶状体的弯曲程度，即屈光。当外界光线进入眼睛，首先通过角膜，然后穿过晶状体，晶状体具有可调节的弯曲程度，可以改变其焦距，当晶状体弯曲适当时，光线会在晶状体上折射，最终聚焦于眼底的视网膜上(图 1)，再由视觉神经感知传给大脑，这样人就看到了物体，对于正常人的眼睛，当物体远离眼睛时，晶状体变薄，当物体靠近眼睛时，晶状体变厚。

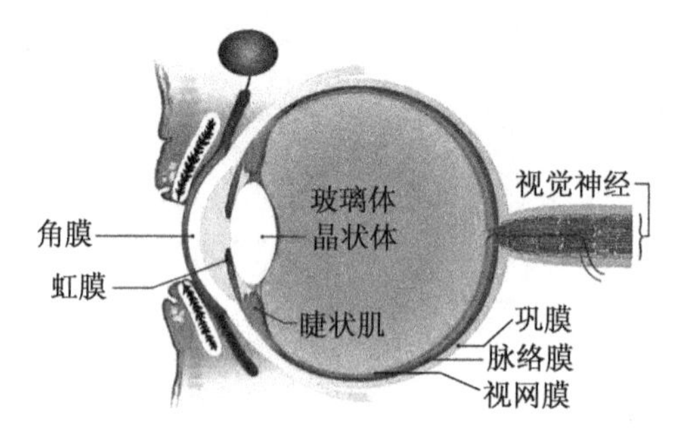

图 1 人眼结构图

眼球成像原理是透镜成像规律的重要应用。如果将眼睛比喻成一台精细的照相机，其中眼球中的角膜、房水、晶状体、玻璃体相当于照相机的镜头，瞳孔起到调节光圈的作用，睫状肌和晶状体有调节焦距的作用，光线进入眼球，物体通过这个镜头系统形成一个倒立的、真实的图像(图 2)。在视网膜上成的是倒立缩小的实像,而人眼看到是正立的物体,这是由于人的视觉特点。

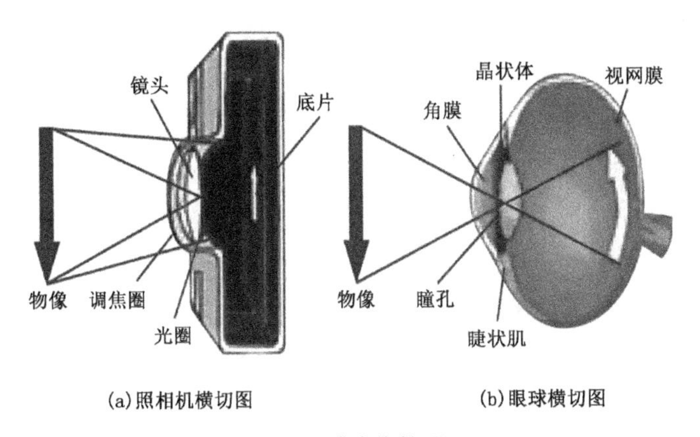

图 2　眼球成像的原理

眼睛聚焦于不同距离的物体通过调节肌肉来改变晶状体的曲率,从而改变晶状体的焦距。眼睛在最松弛的状态下,晶状体焦距长,眼睛可以将远处物体的图像聚焦在视网膜上,眼睛所能看清晰最远的距离被称为远点。对于一个正常的眼睛来说,远点是无穷大的。当眼睛里的肌肉收缩挤压晶状体时,晶状体的中心就会凸起,焦距缩短,使眼睛聚焦于更近的物体。眼睛所能看清晰最近的距离被称为近点,正常眼睛的近点约为 25 cm。

2. 近视、近视矫正

近视指平行光束经过调节放松的眼球折射后成像于视网膜之前的一种屈光状态。

近视分为轴性近视和屈光性近视。

(1) 轴性近视

它是近视眼中一种常见类型,即眼球的前后轴比正视眼球前后径长(即眼轴长度超出正常范围),而屈光力(即角膜和晶状体等眼其他屈光成分的屈光性能)基本在正常范围。

(2) 屈光性近视

主要由于角膜或晶状体曲率过大,或各屈光成分之间组合异常,导致屈光力超出正常范围,而眼轴长度基本在正常范围。

近视眼的远点小于无穷大,一个近视的眼睛可以自然地聚焦来自附近物体的光线，但不能聚焦来自远处物体的平行(或几乎平行)的光线。

矫正近视的眼镜是利用一个发散镜片(凹透镜)，如图3所示。

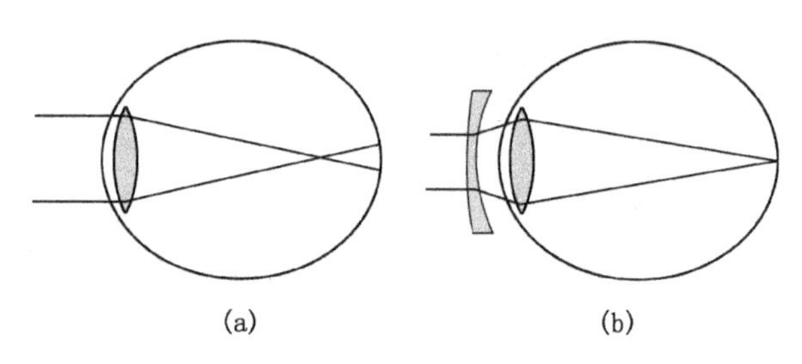

(a)　　(b)

图3　近视与近视的矫正

3. 远视、远视矫正

远视指平行光束经过调节放松的眼球折射后成像于视网膜之后的一种屈光状态。

远视分为轴性远视、曲率性远视和指数性远视。

(1) 轴性远视

它是远视眼中最常见的一种，即眼球的前后轴比正视眼球短些。

(2) 曲率性远视

曲率性远视是由于眼球屈光系统中任何屈光体的表面弯曲度较小所形成的。

(3) 指数性远视

它是由于晶状体的屈光力减弱所致，这类远视一般是由于年老时发生的生理性变化或晶状体向后脱位，也可能是先天性的不正常或眼病所引起。

远视眼的近点大于正常值，一个远视的眼睛可以自然地聚焦来自远处物体的平行(或几乎平行)的光线，但不能聚焦来自附近物体的光线。

矫正远视的眼镜是利用一个会聚镜片(凸透镜)，如图4所示。

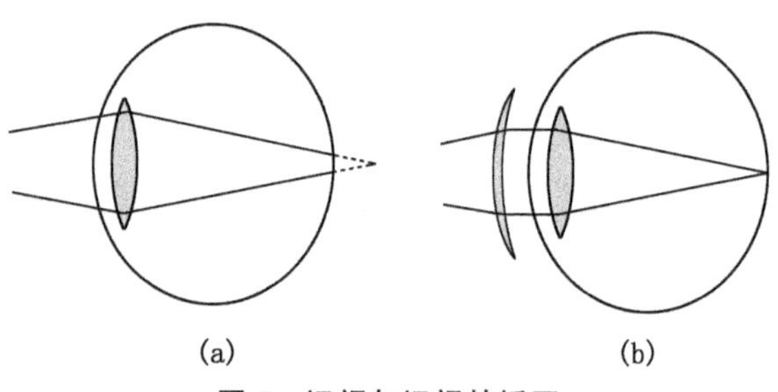

(a)　　(b)

图4　远视与远视的矫正

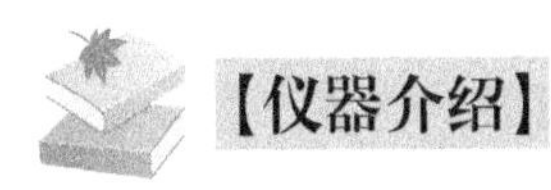

【仪器介绍】

PASCO 人眼模型由一个类似眼球形状的塑料罐组成，形状如图 5 所示。

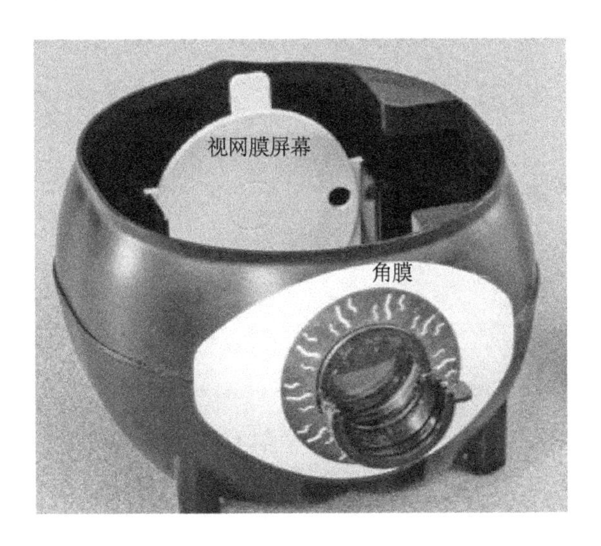

图 5　人眼模型

1. 水箱里装满水模拟水房和玻璃体，可调焦距透镜（图 6）模拟眼睛的晶状体，模型后面的视网屏幕模拟视网膜。

2. 可调焦距透镜（图 6）由可调焦镜片，一个塑料管和一个 10 mL 注射器组成。可调焦镜片由一个塑料外壳和两层柔性膜组成，注射器用于向镜片中注入液体，例如水，增加或减少两层柔性膜之间的液体体积，从而改变镜片的曲率和焦距。

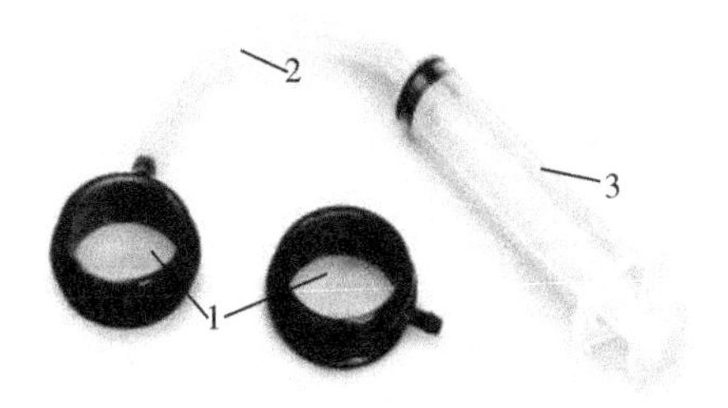

1—可调焦镜片（2个）；2—塑料管（1个）；3—10 mL注射器（1个）。

图 6　可调焦距透镜

3. 在角膜的后面(人眼模型内)有两个插槽,可以插入不同焦距透镜,模拟晶状体焦距的改变,角膜的前面(人眼模型外)也有两个插槽,可以插入不同焦距透镜,模拟人眼戴眼镜矫正近视、远视和散光。

4. 视网膜屏幕上标记的圆圈代表中央凹,屏幕上的一个孔模拟盲点。视网膜屏幕可以被放置在三个不同的位置(标记为正常、近、远)模拟正常、近视或远视的眼睛。

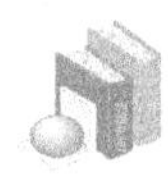

【实验内容】

1. 近视的物理矫正

近视眼的远点小于无穷大,近视眼可以自然地聚焦来自附近物体的光线,但不能聚焦来自远处物体的平行(或几乎平行)的光线,矫正近视的眼镜是利用一个发散镜片(凹透镜)。利用人眼模型矫正近视的步骤如下:

(1) 将人眼模型设置为正常:将 62 mm 镜片置于隔片槽中,视网膜屏幕置于正常位置,调整人眼模型与光源的距离,使视网膜上的图像清晰。

(2) 将视网膜屏幕向后移动到后插槽(标记为 near),观察图像有什么变化。

(3) 将圆形的瞳孔放置在插槽 A 中来减小瞳孔的大小,观察图像有什么变化。

(4) 移除瞳孔,在透镜盒中挑选不同的透镜(矫正近视)放置在插槽 A 中,找到一个使图像变得清晰的透镜镜片,记录这个透镜的焦距,计算屈光度(焦距的倒数)。

(5) 取下眼镜,调整眼源距离,使图像能够聚焦。这个距离与在步骤(1)中找到的正常近点距离不同。为什么?

2. 远视的物理矫正

远视眼的近点大于正常值,一个远视的眼睛可以自然地聚焦来自远处物体的平行(或几乎平行)的光线,但不能聚焦来自附近物体的光线。矫正远视的眼镜是利用一个会聚镜片(凸透镜)。利用人眼模型矫正远视的步骤如下:

(1) 将人眼模型设置为正常:将 62 mm 镜片置于隔片槽中,视网膜屏幕置于正常位置,调整人眼模型与光源的距离,使视网膜上的图像清晰。

(2) 将视网膜屏幕向前移动到后插槽(标记为 far),观察图像有什么变化。

(3) 将圆形的瞳孔放置在插槽 A 中来减小瞳孔的大小,观察图像有什么变化。

(4) 移除瞳孔,在透镜盒中挑选不同的透镜(矫正远视)放置在插槽 A 中,找到一个使图像变得清晰的透镜镜片,使用的是凹透镜还是凸透镜?记录透镜的焦距并计算屈光度(焦距的倒数)。

【分析与思考】

1. 为什么缩小瞳孔的大小会使图像更清晰?近视患者在明亮的光线下还是在昏暗的光线下看得更清晰?远视患者呢?

2. 近视患者和远视患者的远点和近点与正常视力的眼睛有什么不同?

3. 为了矫正远视,是否有必要使眼睛形成的图像更靠近或更远离眼睛的晶状体系统?矫正晶状体是增加还是减少了眼睛的晶状体系统的光弯曲能力?

4. 戴着眼镜看到的是物体的虚拟图像,而不是物体本身。对于远视患者,眼睛和物体图像之间的距离是大于还是小于眼睛和这个物体本身之间的距离?

【拓展阅读】

光学技术在医学领域的应用非常广泛,由于其具有高分辨率、无创伤等优点,光学技术在病理学、影像学、外科学等方面都有非常重要的作用。

光学技术在病理学中主要体现在显微镜上。传统的显微镜具有固定的倍率,如果要得到更高的放大倍率,只能通过更换镜头或者改变望远镜的夹角来实现。但是现代光学技术的应用使得显微镜的倍率可以自由可调,可以实现更高的分辨率和更清晰的成像效果。此外,光学技术还可以用于显微镜的自动对焦、自动曝光等功能的实现,提高了医院工作效率。

光学技术在影像学中也发挥了重要作用。常见的医学影像技术有 CT、MRI 等。由于人体组织的密度和成分不同,因此每种物质在 X 射线或磁场中的反应也不同,这就形成了医学影像的原理。光学技术保障了医学影像技术中所使用的高精度镜头，此外，医生通过光学技术能更好地观察和判断病灶的颜色、形状等特征，从而做出正确的诊断。

光学技术在外科学中的应用包括内窥镜技术和激光技术，其中内窥镜技术在胃肠道、鼻咽部、胸腔等方面的应用广泛。内窥镜是一种能够通过人体自然孔道进入内部器官的无创检查手段，它利用微型摄像头、光源和传感器等技术，能够实时反馈病变部位的情况，帮助医生判断病情和指导手术。

光学技术作为一种前沿科技，给医学带来了许多创新和提高。我们相信光学技术将会在医学领域中扮演越来越重要的角色，它将会寻找出医学领域的新方向，推动其不断向前发展。

实验 6

等厚干涉——牛顿环与劈尖

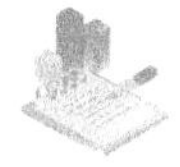

【引言】

在我们的日常生活中，阳光照射下的柏油路面上的油膜[图 1(a)]，肥皂膜[图 1(b)]，以及一些昆虫的翅膀上会呈现出五颜六色的条纹，这是光经薄膜上下表面，被薄膜的上界面与下界面分别反射相互干涉而形成的。这些现象都是薄膜干涉现象。

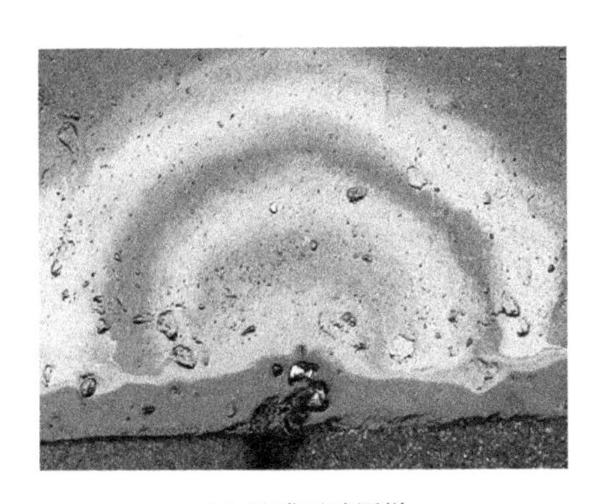

(a) 油膜干涉图样

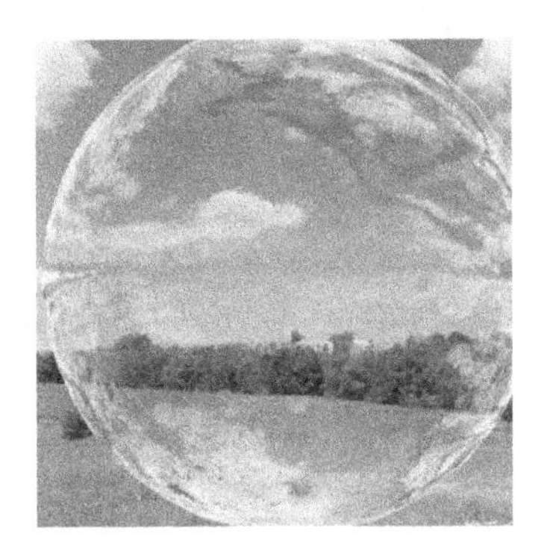

(b) 肥皂泡干涉图样

图 1　薄膜干涉图样

光的干涉现象是指两列或几列光波在空间相遇时相互叠加，在某些区域始终加强，在另一些区域则始终削弱，形成稳定的强弱分布的现象，证实了光具有波动性。1801 年，英国物理学家托马斯·杨在实验室里成功地观察到了光的干涉。

只有两列光波的频率相同，相位差恒定，振动方向一致的相干光源，才能产生光的干涉。由两个普通独立光源发出的光，不可能具有相同的频率，更不可能存在固定的相位差，因此，不能产生干涉现象。

由普通光源获得一组相干光波的方法一般需借助一定的光学装置或干涉装置，将光源发出的光波分为若干个波，由于这些波来自同一光源，从而使它们的位相差恒定、偏振方向也大体相同。于是，当光源发出单一频率的光时，则会发生干涉现象。当光源发出许多频率成分时，每一单频成分（对应于一定的颜色）会产生相应的一组条纹，这些条纹交叠起来就呈现彩色条纹。

托马斯·杨当年获取相干光的方法是在双孔之前加一小孔，根据惠更斯原理，经小孔衍射的光成为球面波，从而获得相干光。如果采用相干性很好的激光来进行实验，则不需要小孔，直接将激光照射在双孔上即可获得干涉图样（图 2）。

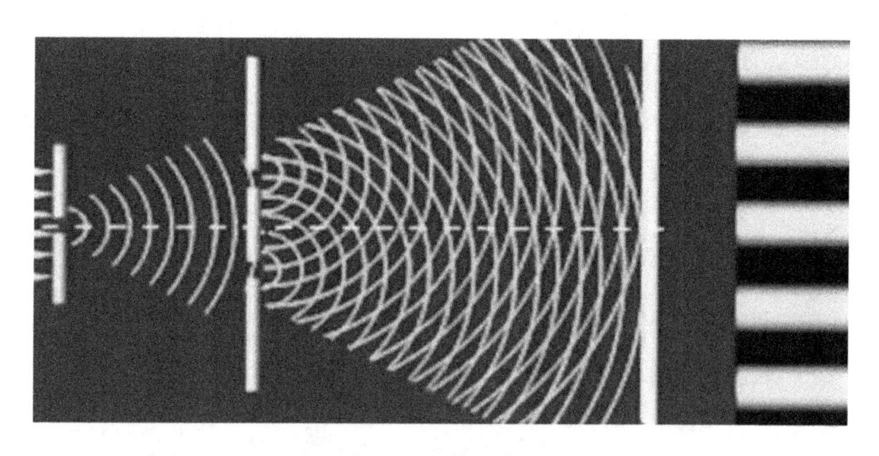

图 2　杨氏双缝干涉

牛顿环和劈尖干涉是分振幅法产生的等厚干涉现象。

分振幅法是在透明介质表面上通过反射和透射分离出两束相干光，各自得到的光强比先前小了，故也可以说是振幅被分割了。最简单的分振幅干涉装置是薄膜，它是利用透明薄膜的上下表面对入射光依次反射，这些反射光来自同一入射光，经历不同的路径在空间相遇从而形成干涉现象。

等厚干涉是由平行光入射到厚度变化均匀、折射率均匀的薄膜上下表面而形成的干涉条纹，薄膜厚度相同的地方形成相同干涉条纹。

等厚干涉的特点是同一条干涉条纹所对应的两反射面间的厚度相等。可利用牛顿环和劈尖等厚干涉现象来测量光波波长、薄膜厚度、微小角度、曲面的曲率半径，还可用于非破坏性检测，通过观察材料表面的等厚干涉图案，判断材料的厚度分布是否均匀，检验光学器件的球面度、平整度和光洁度等，此外还可以测微小长度的变化。

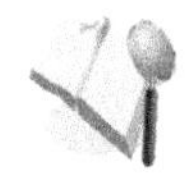

【实验目的】

1. 观察牛顿环图像，理解等厚干涉的原理。
2. 利用牛顿环测量透镜的曲率半径。
3. 利用劈尖干涉法测量微小量。

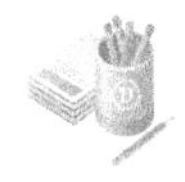

【实验原理】

1. 用牛顿环法测定透镜的曲率半径 R

牛顿环是一种典型的等厚薄膜干涉现象的结果，充分验证了光具有波动性。在生产实践中，牛顿环具有广泛的应用，如通过牛顿环可以精密测量微小角度、测量平凸透镜的曲率半径、入射光的波长等；根据牛顿环的花样可以判断光学平面的平面度或表面质量。

牛顿环的实验装置如图3所示，在一块水平的玻璃片 B 上，放一曲率半径 R 很大的平凸透镜 A，把它们装在框架 DC 中，这样就组成了牛顿环装置。框架上有三个螺旋，用来调节 A 和 B 的相对位置，以改变牛顿环的形状和位置。

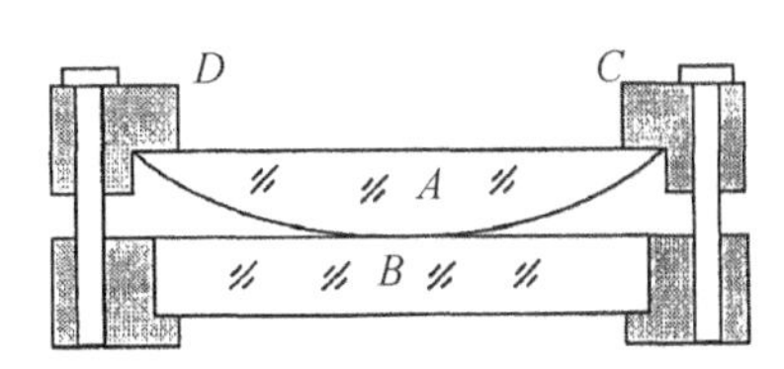

图3 牛顿环装置示意图

若用波长为 λ 的单色平行光垂直射入透镜平面时，在空气薄层的上下表面相继反射的两束反射光①和②，它们之间存在着光程差(图4)，因而在透镜凸面附近就会产生以 O 点为中心的明暗相间的同心圆环(图5)，这种干涉现象称为牛顿环。这些圆形干涉条纹是牛顿偶然将一个望远镜物镜放在平板玻璃上发现的，故称为牛顿环。

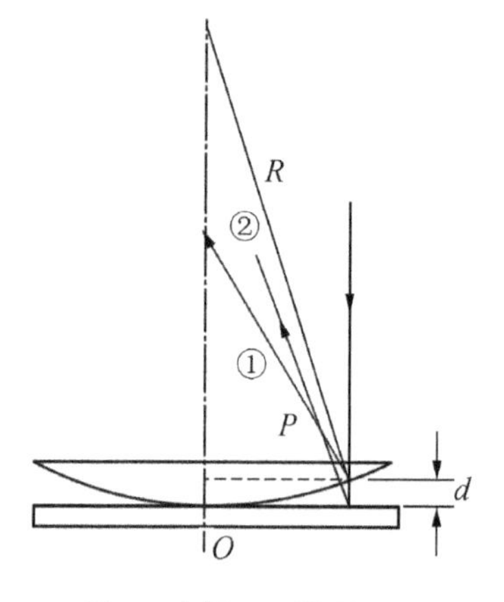

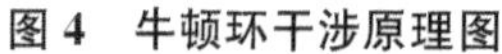
图 4　牛顿环干涉原理图

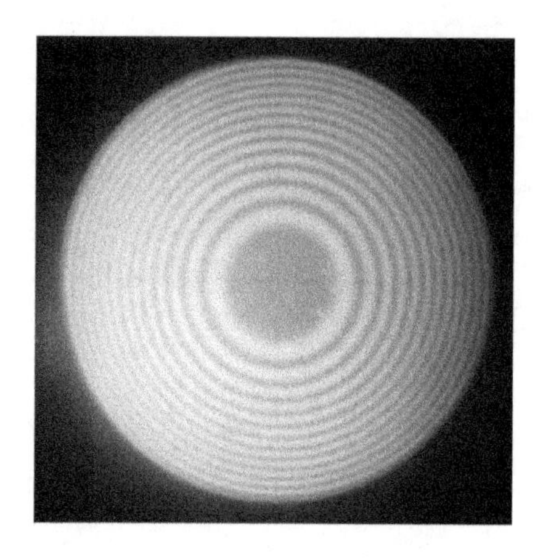
图 5　牛顿环干涉图样

反射光①是从光密到光疏介质的界面上反射，而反射光②是从光疏到光密介质的界面上反射，因此这两束反射光之间除了具有 $2d$ 的光程差外，还附加了 $\frac{\lambda}{2}$ 的光程差，所以在 P 点处两束相干光的总光程差为

$$\Delta = 2d + \frac{\lambda}{2} \tag{1}$$

式中 d 为某相遇点空气隙的厚度。

当光程差满足下式

$$\Delta = (2k+1)\frac{\lambda}{2},\ k=0,\ 1,\ 2,\ 3,\ \cdots \tag{2}$$

干涉环纹为暗条纹，式中 k 为暗条纹级次。

由式(1)、式(2)可得 k 级暗条纹的空气薄膜厚度

$$d = k\lambda,\ k=0,\ 1,\ 2,\ 3,\ \cdots$$

设透镜的曲率半径为 R，形成 k 级干涉暗纹的牛顿环半径为 r_k，则有

$$r_k^2 = R^2 - (R-d)^2 = 2Rd - d^2$$

由于 $R \gg d$，$2Rd \gg d^2$，则可得：

$$r_k = \sqrt{kR\lambda},\ k=0,\ 1,\ 2,\ \cdots \tag{3}$$

由以上可知,当入射波长 λ 已知时,测出第 k 级暗条纹的半径 r_k,即可算出平凸透镜的曲率半径 R。

但是,玻璃的弹性形变以及接触处难免有尘埃等微粒,使得玻璃中心接触处并非一个几何点,而是一个较大的暗斑,所以牛顿环的圆心难以定位,且绝对干涉级次无法确定。实验中将采用以下方法来测定曲率半径 R。

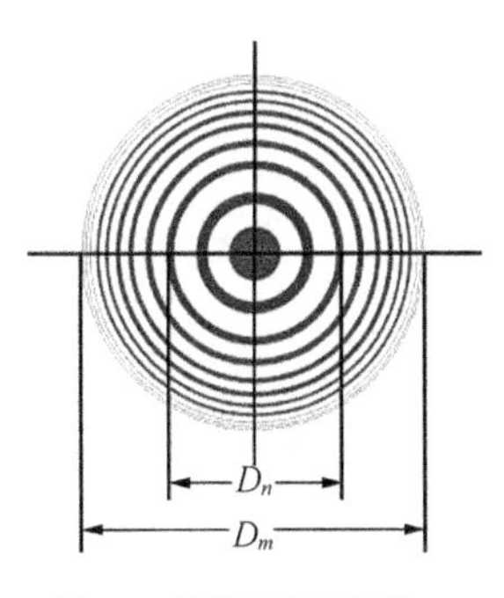

图6 牛顿环示意图

分别测量两个暗环的直径 D_m 和 D_n(图6),由式(3)可得

$$D_m^2 = 4(m+j)R\lambda \tag{4}$$

$$D_n^2 = 4(n+j)R\lambda \tag{5}$$

式中 j 表示由于中心暗斑的影响而引入的干涉级数的修正值,m 和 n 为实际观察到的圆环序数。式(4)减式(5)得

$$R = \frac{D_m^2 - D_n^2}{4(m-n)\lambda} \tag{6}$$

由式(6)可得 R 只与牛顿环的级次差$(m-n)$有关,这样就回避了对绝对干涉级次 k 的确定和牛顿环半径 r_k 直接测量的问题。

2. 劈尖干涉法测量微小量

两块平板玻璃,一端重叠,另一端夹入细丝或薄片,这两块玻璃之间的空气薄膜就构成了空气劈尖。光线垂直入射时,在劈尖上下表面反射的两束光满足相干条件,产生明暗相间的干涉条纹。在实际工程应用中,劈尖经常用于检查工件表面平整度、测量金属丝直径等,除此之外,还可以测量劈尖夹角、激光波长、液体和透明固体的折射率,甚至进一步测量金属丝杨氏模量、混凝土热膨胀系数等。系统研究劈尖干涉规律,对掌握光的干涉原理及其应用具有重要意义。

单色光从玻璃板上面垂直照射,入射光在空气劈尖层的上下表面发生反射,在玻璃的上表面就会看到等宽明暗相间的干涉条纹(图7)。设两玻璃间的夹角为 θ,单射光波长为 λ,入射点处膜的厚度为 e。考虑光从光疏介质射向光密介质有半波损失,则有干涉相长产生明纹的条件为

$$2e+\frac{\lambda}{2}=k\lambda,\ k=1,\ 2,\ 3,\ \cdots \tag{7}$$

干涉相消产生暗纹的条件为

$$2e+\frac{\lambda}{2}=(2k+1)\frac{\lambda}{2},\ k=1,\ 2,\ 3,\ \cdots \tag{8}$$

所以相邻两明(暗)条纹间距为

$$\Delta e=e_{k+1}-e_k=\frac{\lambda}{2} \tag{9}$$

即相邻两明(暗)条纹中间对应的空气隙厚度差为半个波长。

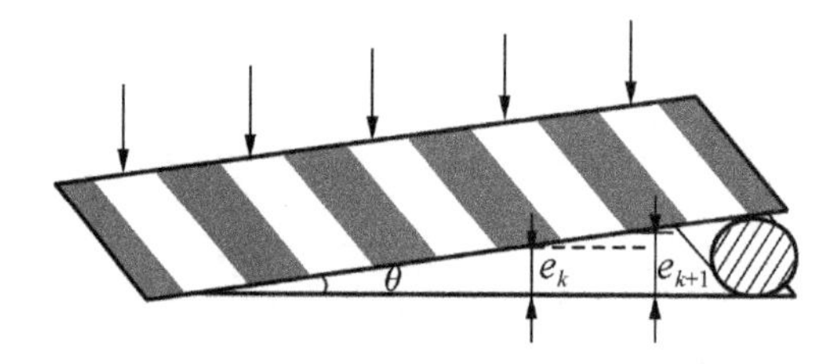

图 7　劈尖干涉原理图

若劈尖总长度为 L,夹入细丝的厚度为 d,单位长度中所含的干涉条纹数为 n,则

$$d=nL\frac{\lambda}{2} \tag{10}$$

由式(10)可得细丝的直径或薄片的厚度。

【仪器介绍】

单色光源、牛顿环装置、劈尖装置、测量显微镜、游标卡尺

1. 单色光源

由低压汞灯(图 8)前加滤色片获得波长为 589.3 nm 的单色光。

2. 牛顿环装置

由待测平凸透镜和磨光的平板玻璃叠合后装在塑料框架(或金属框架)中构成牛顿环装置(图 9)。框架上有三只螺钉,用于调节透镜与平板玻璃之间的接触程度,以改变干涉圆环的形状与位置。

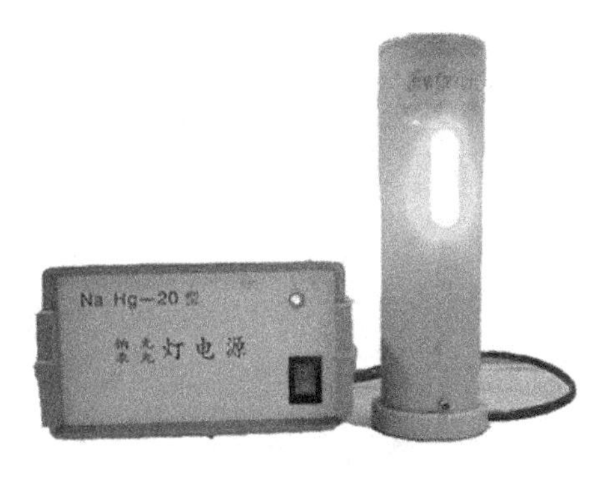

图 8　低压汞灯

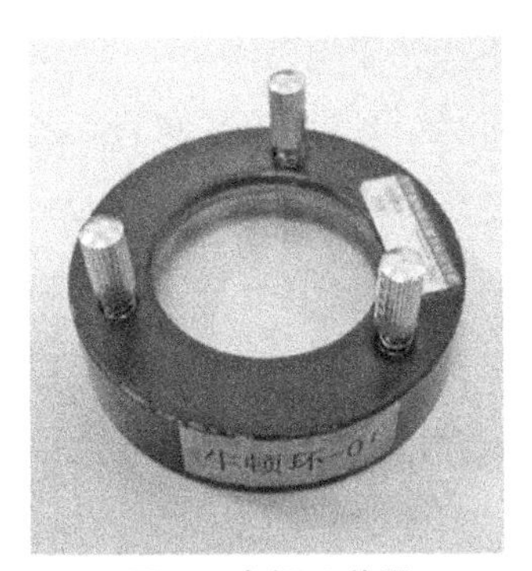

图 9　牛顿环装置

注意：螺钉不可旋得太紧，以免压力过大而引起透镜的弹性形变，甚至损坏透镜。

3. 测量显微镜

测量显微镜又称读数显微镜或工具显微镜（图 10），一般用于测量微小长度或微小长度的变化，其优点是可以实现非接触性测量，如测量干涉条纹的宽度、虚像距、虚物距等。

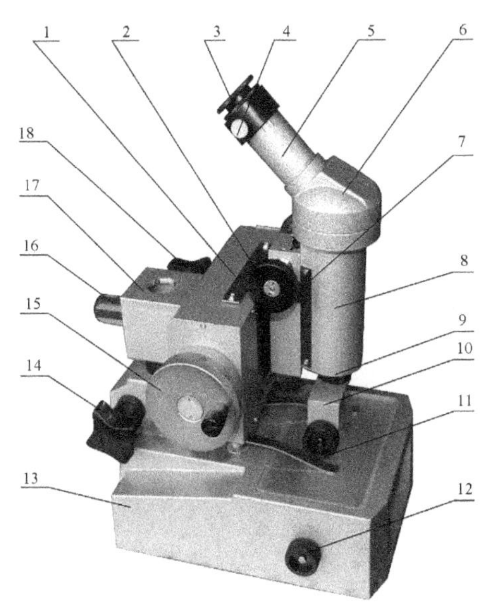

1—标尺；2—调焦手轮；3—目镜；4—锁紧螺钉；5—目镜接筒；6—棱镜室；7—刻尺；8—镜筒；9—物镜组；10—半反镜组；11—压片；12—反光镜旋轮；13—底座；14—锁紧手轮Ⅱ；15—测微鼓轮；16—方轴；17—接头轴；18—锁紧手轮Ⅰ。

图 10　测量显微镜

本实验中使用的是 LDS-1 型读数显微镜。

目镜(3)可用锁紧螺钉(4)固定于任一位置,棱镜室(6)可在 360°方向上旋转,物镜(9)用丝扣拧入镜筒内,镜筒(8)用调焦手轮(2)完成调焦。转动测微鼓轮(15),显微镜沿燕尾导轨作纵向移动,利用锁紧手轮Ⅰ(18),将方轴(16)固定于接头轴十字孔中。接头轴(17)可在底座(13)中旋转、升降,用锁紧手轮Ⅱ(14)紧固。根据使用要求不同,方轴可插入接头轴另一个十字孔中,使镜筒处于水平位置。压片(11)用来固定被测件。旋转反光镜旋轮(12)调节反光镜方位。为便于做牛顿环实验,本仪器还配备了半反镜(10)。

显微镜的光学系统由物镜、目镜和分划板(安置在目镜套筒内)组成,位于物镜焦平面前的物体经物镜成放大倒立实像于目镜焦平面附近,并与分划板的刻线在同一平面上。目镜的作用如同放大镜,人眼通过它观察放大后的虚像。分划板上刻有十字叉丝,供对准被测物体用。工作平台下面的反光镜可用于提高显微镜筒内的视场亮度。

测量前先调节目镜,使十字叉丝聚焦清晰后,再调节调焦手轮,对被测物进行聚焦,使被测物清晰成像,且眼睛移动时,目镜中的虚像相对于十字叉丝无明显的移动,即没有视差,说明像与十字叉丝在同一平面上,此时显微镜聚焦调好,可以开始数据测量。

显微镜镜筒是与套在测微丝杆上的螺母套管相固定的,旋转测微鼓轮(相当于螺旋测微器的微分套筒)可带动显微镜镜筒左右移动。测微丝杆的螺距为 1 mm,测微鼓轮的圆周上刻有 100 个等分格,因此,测量显微镜的分度值为 0.01 mm。

将被测件放在工作台面上,旋转棱镜室(6)至最舒适位置,用锁紧螺钉固定。

调整被测件,使其被测部分的横面和显微镜移动方向平行。转动测微鼓轮,使十字分划板的纵丝对准被测件的起点,记下此值 A [在标尺(1)上读取整数,在测微鼓轮上读取小数,此二数之和即是此点的读数],沿同方向转动测微鼓轮,使十字分划板的纵丝恰好停止于被测件的终点,记下此值 A',则可通过计算 $L = A' - A$ 得到所测长度,为提高测量精度,可采用多次测量,取其平均值。

使用测量显微镜时应注意以下几点:

(1) 当眼睛注视目镜,用调焦旋钮对被测物体进行聚焦前,应该先使物镜接近被测物体，然后使镜筒慢慢向上移动，这样可避免两者相碰。

（2）目镜中的十字叉丝，其中一条应和被测物体相切，另一条与镜筒移动方向平行。

（3）避免空程差。由于分划板的移动是靠测微丝杆的推动，但丝杆与螺母套管之间不可能完全密合，存在间隙。如果螺旋转动方向发生改变，则必须待转过这个间隙后，分划板的叉丝才能重新跟着螺旋移动。因此，当显微镜沿相反方向对准同一测量目标时，两次读数将不同，由此产生的测量误差称为空程差，为了防止空程差，每次测量时，螺旋应沿同一方向旋转，不得中途反向，若旋转过头，必须退回几圈，再从原方向旋转推进，对准目标后重新测量。

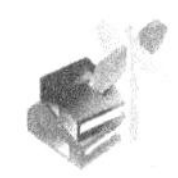

【实验内容与数据表格】

1. 用牛顿环法测定透镜的曲率半径

（1）目测

借助室内灯光，用眼睛直接观察牛顿环装置，看干涉条纹是否为圆环形，干涉条纹是否位于透镜的中心。必要时可重新调整牛顿环装置的三个螺钉，但注意勿使螺钉旋得过紧。

（2）观察测量显微镜中的牛顿环

牛顿环装置和45°透光反射镜的安放如图11所示。单色光源放在反射镜前方与反射镜等高。移动牛顿环装置，使牛顿环落在显微镜筒的正下方。调节目

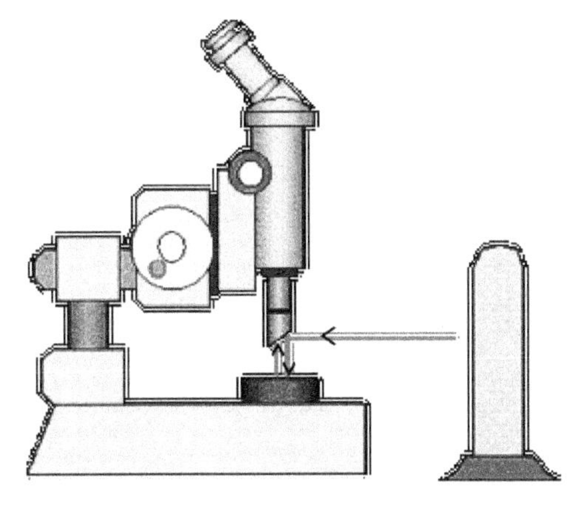

图11 牛顿环光路示意图

镜，使十字叉丝清晰。转动套在物镜头上的45°透光反射镜，使镜面正对光源，显微镜视场达到最亮。调节调焦手轮对牛顿环聚焦，使环纹清晰，并适当移动牛顿环装置，使牛顿环圆心处在视场正中央。

(3) 测定牛顿环直径，计算透镜的曲率半径 R

为了有效地利用测量数据并保证测量结果的准确性，建议采集从牛顿环第5圈到第16圈范围内的各暗环的直径数据，用逐差法处理数据，计算出 R，记录于表1。

为了避免显微镜的空程差给实验数据带来影响，你应如何进行以上数据的采集？

表1　牛顿环法测定透镜的曲率半径

光源波长　　$\lambda = 5.893 \times 10^{-7}$ m

圈 数	显微镜读数/mm		直径 D /mm	D^2 /mm^2	组合方式	$D_m^2 - D_n^2$ /mm^2
	(左方)	(右方)				
5					11-5	
6						
7					12-6	
8						
9					13-7	
10						
11					14-8	
12						
13					15-9	
14						
15					16-10	
16						
平均值 $\overline{D_m^2 - D_n^2} =$						
透镜的曲率半径 $R = \dfrac{\overline{D_m^2 - D_n^2}}{4(m-n)\lambda} =$						

2. 用劈尖干涉法测定微小厚度

(1) 制作劈尖

将细丝夹在距劈尖一端的 3～5 mm 处，将此端夹紧，将细丝拉直与劈尖边缘平行，再将劈尖另一端适度夹紧。

(2) 调节读数显微镜

把劈尖置于载物台，物镜正下方，旋松手轮把显微镜放于适中位置。调节半反镜使之呈 45°，使读数显微镜的目镜中看到均匀明亮的光场。调节读数显微镜的目镜直到清楚地看到叉丝，然后将目镜固定紧。调节显微镜的镜筒使其下降(注意：应从显微镜外面看，而不是从目镜中看)，靠近劈尖时，再自下而上缓慢上升，直到从目镜中看清楚干涉条纹，且与叉丝无视差。

(3) 测量暗纹间距

转动测微鼓轮使镜筒移动至最清晰的一段进行测量，选定某暗纹为第 0 条，记下测量显微镜的读数，同方向旋转测微鼓轮至第 10 条暗纹处，再次记下测量显微镜的读数，依次往下数 10 个分别记录，直至第 90 条暗纹。

(4) 测量劈尖长度 L

用游标卡尺测量细丝到劈尖另一端边缘的距离 L，测量一次即可。

(5) 计算细丝直径，记录于表 2[用式(10)计算]。

表 2　劈尖干涉法测量薄膜厚度

光源波长　$\lambda =$ ________________ nm

暗纹序数 j	显微镜读数 D_j/mm	组合方式	$n = \dfrac{j_m - j_n}{D_m - D_n}$
0		50-0	
10			
20		60-10	
30			
40		70-20	
50			
60		80-30	
70			

（续表）

<table>
<tr><th>暗纹序数 j</th><th>显微镜读数 D_j/mm</th><th>组合方式</th><th>$n=\frac{j_m-j_n}{D_m-D_n}$</th></tr>
<tr><td>80</td><td></td><td rowspan="2">90-40</td><td rowspan="2"></td></tr>
<tr><td>90</td><td></td></tr>
<tr><td colspan="2">劈尖总长度 $L=$</td><td colspan="2">平均值 $\bar{n}=$</td></tr>
</table>

$$d=nL\frac{\lambda}{2}=\underline{\qquad\qquad\qquad\qquad\qquad}$$

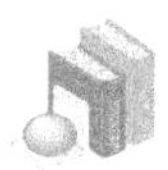

【注意事项】

牛顿环和劈尖装置放在载物台的位置与测量显微镜的第一次读数位置事先调整好，否则有可能测量了一部分数据后，由于环纹超出量程以外，无法继续测量。因此在正式测量前，应该先作定性观察和调整，然后作定量测量，这是实验技术中一条很重要的原则。

【分析与思考】

1. 在牛顿环实验中，注意观察以下现象并加以解释。

(1) 牛顿环的各环纹是否等宽，环的密度是否均匀？

(2) 观察到的牛顿环是否发生畸变，原因是什么？

(3) 牛顿环中心是亮斑还是暗斑？何原因引起？对测量 R 有无影响？

(4) 用白光照射牛顿环是何现象，为什么？

2. 实验中为什么测牛顿环直径而不测半径？若十字叉丝中心并没有通过牛顿环的圆心，则以叉丝中心对准暗环中央所测的并不是牛顿环的直径，而是弦长。如此测量，如何计算 R，与式(6)作对比。

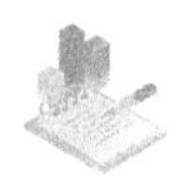

【拓展阅读】

近年来，在医学诊断领域，光学干涉测量技术逐渐被引入，成为一种新兴的诊断手段。

光学干涉测量技术可用于角膜地形图测量中,可以测量角膜的曲率半径、偏差、高度等指标。如眼科测量仪、角膜地形图扫描仪等。

光学干涉测量技术可用于皮肤表面粗糙度的测量,这对于皮肤病的诊断、疗效的评估等都有重要意义。如皮肤条形干涉仪、白光青光三维扫描仪等。

光学干涉测量技术可用于肿瘤体积测量,这对于肿瘤的诊断、治疗方案的设计和疗效的评价等都有重要意义。如肿瘤干涉仪。

光学干涉测量技术还可用于血流量的测量,可以测量动脉、静脉、心脏等多个部位的血流量。这对于血管疾病的诊断、治疗和研究都有重要意义。

在未来,随着技术的不断进步和发展,光学干涉测量技术在医学领域的应用前景将不断拓展和深化。

实 验 7

液体表面张力系数的测定

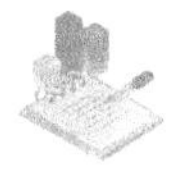

【引言】

水等液体会产生使表面尽可能缩小的力，这个力称为“表面张力”。清晨凝聚在叶片上的水滴、水龙头缓缓垂下的水滴(图 1)，都是在表面张力的作用下形成的。此外，水黾之所以能站在水面上，也是因为表面张力的作用(图 2)。

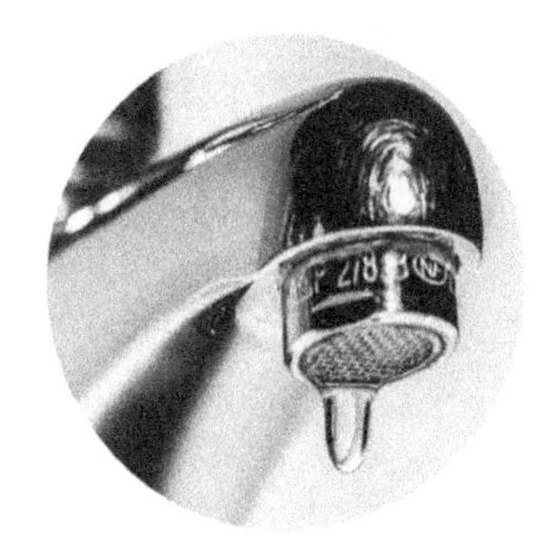

图 1　水龙头缓缓垂下的水滴

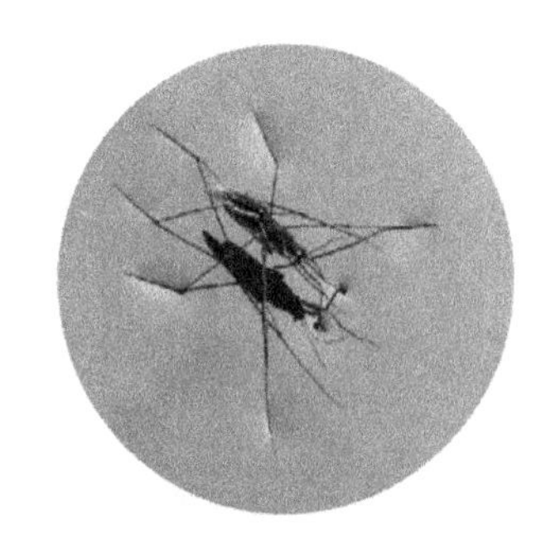

图 2　水黾在水面上自由地行走

表面张力系数是表征表面张力大小的物理量，是讨论液体表面现象、了解液体性质的重要物理参量。它与温度、压强、密度、纯度、气相或液相组成以及液体种类等有关，不同液体表面张力不同。通常，密度小、容易蒸发的液体其表面张力系数较小(如液氢、液氦)，密度越大，越不容易蒸发的液体，其表面张力越大。再如，液态汞原子是由金属键缔合，密度大，其表面张力很大。

从力的角度分析，表面张力是一种特殊的力，从微观上看，表面张力是因液体表面薄层内分子间的相互作用，是液体表面相邻两部分间的相互牵引力，它是分子力的一种表现，在内聚力的作用下，表面层液体分子的移动总是尽量地使表面积减小。在液体表面的分子受液体内部分子吸引而使液面趋向收缩，从其作用效果来看，它属于一种拉力。

表面张力一般随温度升高而减小，因为温度升高，分子热运动加剧，液体分子之间距离增大，相互吸引力将减小，所以表面张力要相应地减小，到达临界温度（物质以液态形态出现的最高温度）时，表面张力减小到零。通常表面张力和温度的关系呈一条直线，也有的表面张力虽随温度升高而减小，但不是直线关系，有的二者关系则更复杂。

液体表面张力系数与液体的性质、杂质情况、温度等有关，这些发现都被应用于日常生活和工业生产中。比如，表面活性剂，即能够使表面张力系数减小的物质，如皂类、洗涤剂、湿展剂和乳化剂等。

在医学中，液体表面张力在人体器官肺泡方面的应用主要体现在呼吸气体交换过程中。肺泡是呼吸交换的主要场所，它的内表面被一层液体所覆盖，这层液体的水平张力决定了肺泡内气体和血液之间的扩散情况。如果肺泡内表面的液体张力过大，则会导致氧气无法充分地进入血液中，从而引起呼吸困难等症状。相反，如果液体张力过小，则会导致肺泡塌陷，形成肺不张等疾病。目前，已经研发出多种测量肺泡液体表面张力的方法和药物，如表面活性剂、肺泡灌洗等，这些技术和药物的应用可以帮助调节肺泡内液体张力，促进呼吸气体的交换和预防相关疾病的发生。

液体的表面张力是表征液体性质的一个重要参数，测量液体的表面张力系数有多种方法，本实验主要介绍毛细管法和拉脱法。

7-1　毛细管法测液体表面张力系数

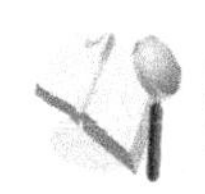

【实验目的】

1. 掌握用毛细管法测定液体表面张力系数。
2. 学习测高仪、测微目镜的使用方法。

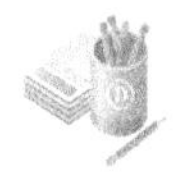

【实验原理】

1. 表面张力

由于液体表面层内分子力的作用，液体的表面存在着一定张力，称为表面张力。表面张力的存在使液体的表面犹如张紧的弹性薄膜，有收缩的趋势。设想在液面上画一条长为 L 的分界线，表面张力就表现为在直线两旁的液面以一定的拉力相互作用。拉力 F 存在于表面层内，方向恒与直线垂直，大小与分界线的长度 L 成正比，如图 3 所示，即

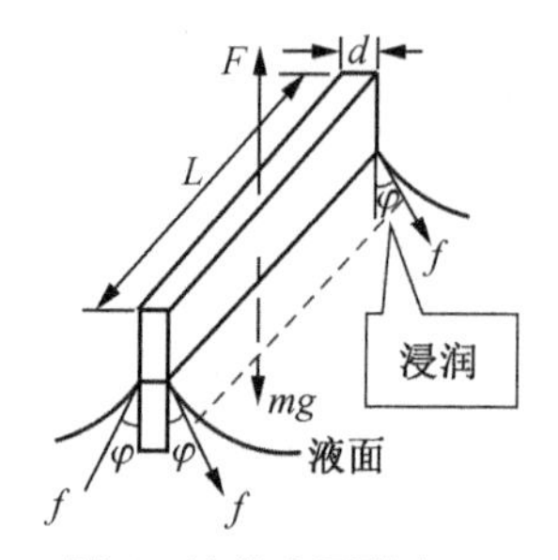

图 3 液体表面张力示意图

$$F = aL \tag{1}$$

比例系数 a 称为液体的表面张力系数，表示单位长度的直线两旁液面之间的表面张力，单位是 N/m。其大小与液体的成分、纯度以及温度有关，温度升高时，a 值减小。

2. 浸润与不浸润现象

液体与固体接触处的一层液体处于特殊的状态，称附着层。若固体与液体分子间的吸引力大于液体分子间的吸引力，液体就会沿固体表面扩张，形成薄膜附着在固体上，这种现象称为浸润；反之，若固体和液体分子间的吸引力小于液体分子间的吸引力，则液体不会在固体表面扩展，这种现象称为不浸润。

在液体和固体接触时，液体表面的切线与固体表面的切线在液体内部所成的角度 φ 称为接触角，如图 4 所示。φ 角为锐角时，属于浸润情况；$\varphi=0$ 时，称为

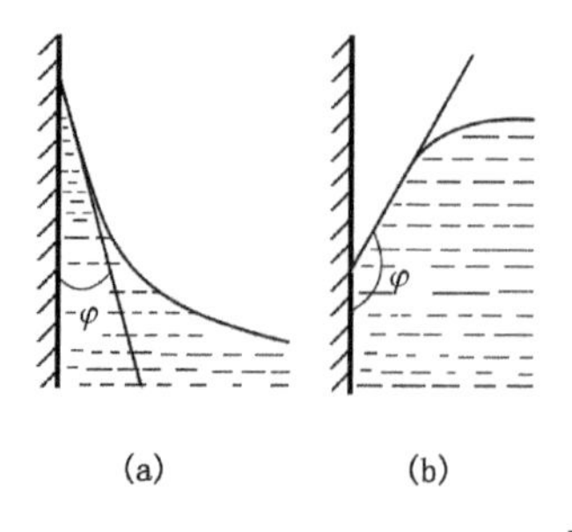

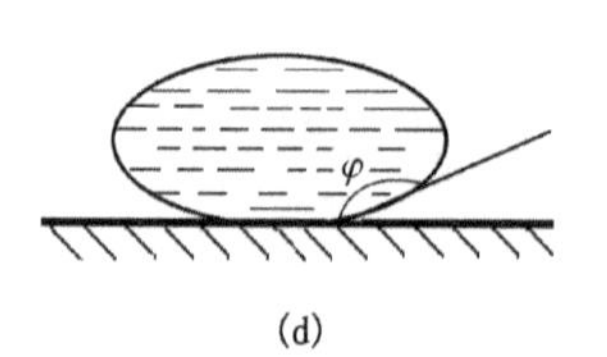

(a) (b) (c) (d)

图 4 液体与固体接触角示意图

完全浸湿；φ 为钝角时，属于不浸润情况；$\varphi=\pi$ 时，称为完全不浸润。浸润与否取决于液体、固体的性质。如纯水能完全浸润结晶的玻璃，但不能浸润石蜡。水银不能浸润玻璃，但能浸润干净的铜、铁等。

3. 用毛细管法测水的表面张力系数

如果将一洁净的毛细管（内径很小而且各处均匀的玻璃管）垂直插入无限广延的水中，由于浸润的缘故，水在与玻璃的接触处沿玻璃壁扩展。但是由于水面内存在着表面张力，有使水面缩小变平的趋势。两者综合作用的结果，水面最后就平衡在一定位置，形成一个凹面，称弯月面。若完全浸润，凹面上周沿恰与管壁相切，水面可近似地看成半径为 r（毛细管内半径）的半球面，如图 5 所示。

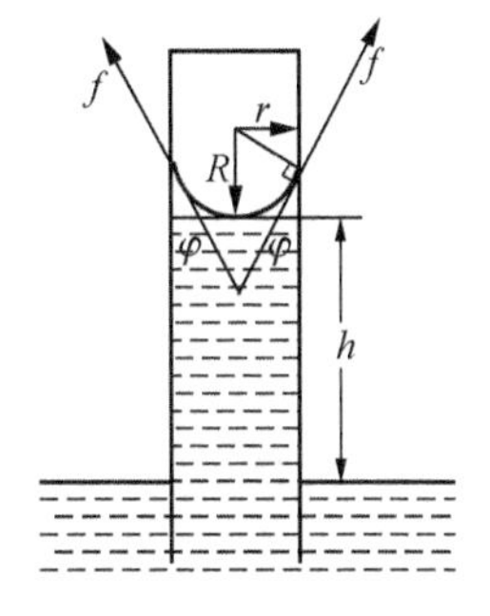

图 5　插入水中的毛细管

设平衡时水柱高度为 h，管内水柱在铅直方向受到四个外力的作用：液柱上端的大气对它施加的向下的压力 f_A；液柱下端的液体对它施加的向上的压力 f_B；沿管壁的表面张力 F，方向向上；液柱自身的重力 W。液柱下端与管外水面等高，其压强也为大气压强，故 $f_A=f_B$，可见管内水柱的平衡条件为 $F=W$。

$$2\pi r\alpha\cos\varphi=\pi r^2\rho gh \tag{2}$$

式中 ρ 为水的密度，g 为重力加速度，φ 为接触角（液体表面的切线和固体表面的切线在液体内所成的角度），a 为水的表面张力系数，h 为水在毛细管中上升的水柱高度。从式(2)可得：

$$a=\frac{\rho ghr}{2\cos\varphi} \tag{3}$$

对于清洁的玻璃和蒸馏水，$\varphi\approx 0^\circ$，所以

$$a=\frac{1}{2}\rho ghr \tag{4}$$

测量 h 时，是测的凹面的最低点到管外水平水面的高度，而凹面最低点上方周围少量的水并未考虑。当 $\varphi\approx 0^\circ$ 时，凹面可以看作半球形，因此这部分水的体积为

$$\pi r^3-\frac{2}{3}\pi r^3=\frac{1}{3}\pi r^3 \tag{5}$$

即等于管中高为 $\frac{1}{3}r$ 的水柱的体积。因此，上述讨论中的 h 值，应增加$\frac{1}{3}r$ 的修正值。于是式(4)变为：

$$a=\frac{1}{2}\rho gr\left(h+\frac{r}{3}\right) \tag{6}$$

从式(6)可以看出，只要测出毛细管的内半径 r 和毛细管中上升的水柱高度 h，就可以测定水的表面张力系数 a。

在此，我们假定毛细管外的水面是无限广延的，但实际上毛细管总在一个盛水的器皿中，由于器皿中水的表面张力的影响，可等效地认为下端面还受到一个方向向下而数值较小的附加力 f'。如外半径为 r' 的毛细管插在一个内半径为 R 圆心器皿的中心轴处，则

$$f'=\frac{\pi\alpha(2R+2r')}{\pi[(2R)^2-(2r')^2]/4}\cdot\pi r^2=\frac{2\pi\alpha r^2}{R-r'} \tag{7}$$

因而实测到的 h 值就比理想的情况稍小一些，这样式(6)可修正为

$$a=\frac{1}{2}\rho ghr\cdot\frac{1+r/(3h)}{1-r/(R-r')} \tag{8}$$

当 $R\gg r'$ 时，则式(8)即为式(6)。

【仪器介绍】

实验装置如图 6 所示，包含有升降台、测高仪、测微目镜、毛细管夹持机构(附针尖)、玻璃器皿、毛细管等，另外还需要温度计。

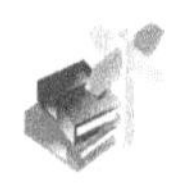

【实验内容与数据表格】

1. 用镊子取出清洁后的毛细管，相继用自来水和蒸馏水将它彻底冲洗，再利用一支吸管把毛细管内的水泡逐出(否则会严重影响测量准确度)。

2. 将用蒸馏水冲洗后附有针尖的玻璃棒和毛细管夹在一起，并垂直插在盛有蒸馏水的烧杯中心处，而烧杯置于升降台上。上下移动烧杯数次(保持管

下端浸没于水中），使毛细管壁充分浸润。观察毛细管内水柱面的位置，如果毛细管很洁净，则各次的水面应保持在相同的高度。调节升降台螺旋，从水面下方观察针尖及水面所成的针尖的像，在针尖及其像刚刚相接时，表示针尖正在水面处。

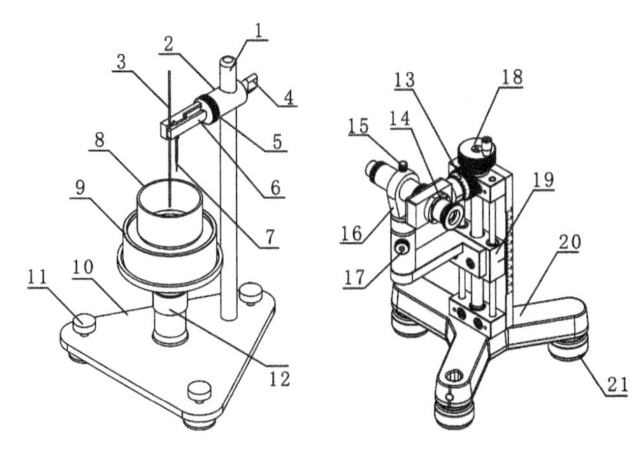

1—立柱；2—毛细管夹持机构；3—毛细管；4—锁紧螺钉；5—毛细管夹持机构旋转手轮；6—毛细管夹持夹（按下松开）；7—针尖；8—玻璃器皿；9—垫高块；10—三角底板；11—水平调节螺钉；12—升降台调节旋钮；13—测微目镜鼓轮；14—测微目镜；15—测微目镜锁紧螺钉；16—测微目镜固定旋转架；17—测微目镜固定旋转架锁紧螺钉；18—测高仪上下调节鼓轮；19—测高仪上下移动滑块；20—测高仪；21—测高仪水平调节螺钉。

图6　实验7的实验仪器示意图

3. 在毛细管前方约0.8 m处安置测高仪，使其望远镜中叉丝横线在水平方向。将测高仪调整好后，通过望远镜观察，使毛细管中水面及针尖位置部落在测高仪的可测范围内。调节测高仪的望远镜位置，使叉丝横线与弯月面相切，记下读数x_1。

4. 保持毛细管不动而向上提一下烧杯后再置于升降台上，调节升降台螺旋，使针尖处于水面处，再测一次弯月面的位置。如此重复测量五次，求平均值。

5. 慢慢移开烧杯，向下平移望远镜，使叉丝横线正好与针尖相接，记下读数x_2。毛细管中水柱高度$h=x_2-x_1$。如此重复测量五次，求平均值，记于表1。

6. 测量水的温度 t。

7. 用读数显微镜测量毛细管直径。(读数显微镜请参照实验 1 基本长度测量工具的使用。)

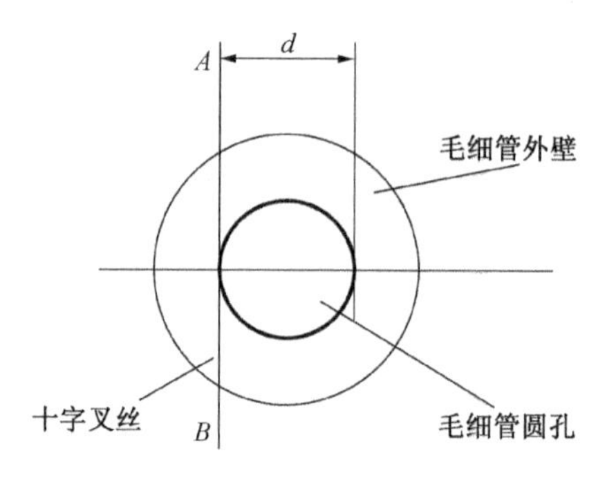

图 7　测量毛细管直径

用显微镜对准毛细管管口，在聚焦之后，使显微镜叉丝竖线 AB 与管口一边相切，如图 7 所示，记下其位置 d_1。旋转鼓轮，使竖线与管口另一边相切，得到读数 d_2，则毛细管直径 $d=|d_2-d_1|$。将毛细管绕管轴旋转 90°，再测一次内径。将毛细管管口另一端对准显微镜，进行同样的测量。求出毛细管直径的平均值，记于表 2。测量时注意防止空程差。

表 1　测量毛细管中水柱高度

测量次数	1	2	3	4	5
x_1					
x_2					
$h=x_2-x_1$					
$\overline{h}=$					

8. 将测量数据填写到表格中，计算水温度 t ℃时水的表面张力系数 a，查表 3 和表 4 液体的表面张力系数，计算相对误差。(本实验可不考虑修正因子，仍用式(6)计算表面张力。)

表 2　测量毛细管直径 d

测量次数	1	2	3	4
d_1				
d_2				
$d=\|d_2-d_1\|$				
$\overline{d}=$				

水的温度=______________，

计算此温度下水的表面张力 $a=\frac{1}{2}\rho gr\left(h+\frac{r}{3}\right)=$______________。

表 3　在 20 ℃时液体的表面张力系数　　单位：10^{-3} N/m

液体	表面张力系数	液体	表面张力系数
汽油	21	甘油	63
煤油	24	水银	513
石油	30	甲醇	22.6
松节油	28.8	乙醇	22
蓖麻油	36.4	肥皂液	40

表 4　纯水的表面张力系数　　单位：10^{-3} N/m

t/℃	0	5	10	15	20	25	30	35	40	45
a	75.5	74.8	74.0	73.3	72.5	71.8	71.0	70.3	69.5	68.8

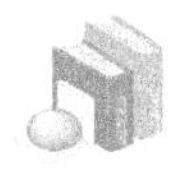

【注意事项】

1. 所用毛细管必须干净，不能用手摸水、毛细管下半部和烧杯内侧。
2. 实验后应将毛细管浸在洗涤液中。
3. 注意读数显微镜的空程差。

【分析与思考】

1. 假如毛细管在水面以上的长度小于水在毛细管中可能上升的高度，水是否将源源不断地从毛细管上端流出？

2. 能否用毛细管法测量水银的表面张力系数？

3. 影响本实验的关键因素是什么？

7-2 拉脱法测液体表面张力系数

拉脱法是测量液体表面张力系数常用的方法之一。该方法的特点是，用称量仪器直接测量液体的表面张力，测量方法直观、概念清楚。用拉脱法测量液体表面张力，对测量力的仪器要求较高，由于用拉脱法测量液体表面的张力在 $1\times10^{-3}\sim1\times10^{-2}$ N之间，因此需要有一种量程范围较小，灵敏度高，且稳定性好的测量力的仪器。新发展的硅压阻式力敏传感器张力测定仪正好能满足测量液体表面张力的需要，它比传统的焦利秤、扭秤等灵敏度高，稳定性好，且可通过数字信号显示。

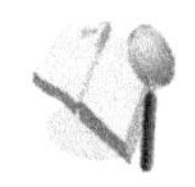

【实验目的】

1. 观察拉脱法测液体表面张力的物理过程和物理现象，用物理学基本概念和定律进行分析和研究。

2. 了解表面张力系数测定仪的基本结构，学会力敏传感器的定标。

3. 掌握用拉脱法测定水表面张力系数 σ。

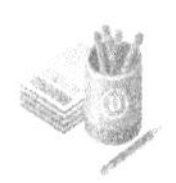

【实验原理】

将一表面洁净的矩形金属薄片（例如刀片）竖直地浸入水中，使其底边保持水平，然后轻轻提起，如图 1 所示，则其附近的液面将呈现出图 1(a)所示的形状（对润湿液体，当液体和固体接触时，若固体和液体分子间的吸引力大于液体分子间的吸引力，液体就会沿固体表面扩张，形成薄膜附着在固体上）。由于表面张力的作用使液面收缩而产生了力 f，其方向与液面相切，角 θ 称为接触角。在慢慢提起金属薄片的过程中，接触角 θ 逐渐减小而趋近于零[图 1(b)]，这时 f 垂直向下。在金属薄片脱离液体前，诸力的平衡条件为

$$F = mg + f \tag{1}$$

式中 F 是将金属薄片以匀速提出液面时所施的外力，mg 为金属薄片和它所黏

附的液体的总重量。显然，f 与接触面的周界长 $2(l+d)$ 成正比，故有

$$f=2\sigma(l+d) \tag{2}$$

式中 σ 就是表面张力系数，在 SI 制中，它的单位为 N/m。

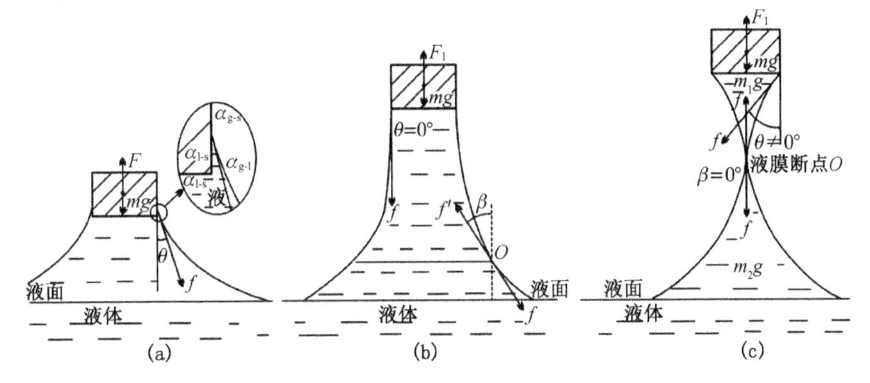

图 1　液体中提起金属薄片受力示意图

合并式(1)和式(2)，得到

$$\sigma=\frac{F-mg}{2(l+d)} \tag{3}$$

表面张力系数 σ 与液体的种类、纯度、温度等因素有关。实验表明，对于水来说，表面张力系数 σ 是随着温度的升高而减小的。因此测定 σ 值时，必须注明是在什么温度下测定的。σ 值还与液体纯度有关，所以测定 σ 值时也必须十分注意液体的纯度，测量工具(例如金属薄片、盛液器皿等)应不沾污渍。

本实验我们用金属薄圆环代替图 1 中的金属薄片做此实验，则 σ 的计算公式为

$$\sigma=\frac{F-mg}{\pi(d_1+d_2)} \tag{4}$$

式中 d_1 和 d_2 分别为圆环的内外直径。

实验中用的硅压阻式力敏传感器的输出电压的大小在一定范围内与所加外力 F 成正比，即 $U=KF$，K 为力敏传感器的灵敏度，可通过已知质量的砝码定标来确定，U 为数字电压表的示数。

金属环从液体中提起时，由于表面张力作用，一部分液体被金属环带起，形成液体薄膜。当所施加的外力 $F>mg+f$ 时，液体薄膜破裂，金属环脱出液

面。金属环脱出液面瞬间的外力与其重力的差值即为表面张力的大小，$f = F - mg$。测出金属环的外径 d_1 和内径 d_2，就可计算出液体表面张力系数。当液膜被拉断后，液体的表面张力消失，这时有 $F = mg$。

由上可知，只要测出传感器的灵敏度 K、吊环的内外径、液膜被拉断瞬间的电压示数 U_1 和拉断后的示数 U_2，就可以计算得出表面张力系数 σ。

$$\sigma = \frac{U_1 - U_2}{K\pi(d_1 + d_2)} \tag{5}$$

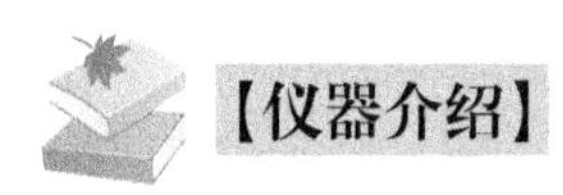

【仪器介绍】

如图 2 所示，液体表面张力系数测定仪包括硅扩散电阻，非平衡电桥的电源和测量电桥，失去平衡时输出电压大小的数字电压表，以及铁架台，微调升降台，装有力敏传感器的固定杆，玻璃皿，金属环形吊片，砝码 7 个，砝码盘，水准器，镊子及游标尺。

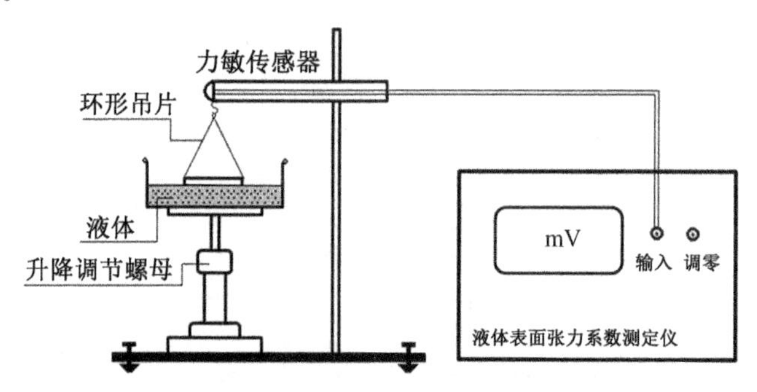

图 2　液体表面张力系数测定仪

硅压阻式力敏传感器由弹性梁和贴在梁上的传感器芯片组成，其中芯片由四个硅扩散电阻集成一个非平衡电桥，当外界压力作用于金属梁时，在压力作用下，电桥失去平衡，此时将有电压信号输出，输出电压大小与所加外力成正比，即

$$\Delta U = K\Delta F \tag{6}$$

式中，F 为外力大小，K 为硅压阻式力敏传感器灵敏度，U 为传感器输出电压大小。

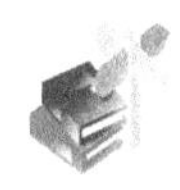

【实验内容与数据表格】

1. 力敏传感器的定标

(1) 开机预热 15 min，用水准器将升降台调至水平，在力敏传感器小钩上挂砝码盘，调节调零旋钮，使电压表示值为零。

(2) 将 7 个砝码用镊子依次轻轻放入砝码盘中，晃动停止后记录相应电压表示值 U。

(3) 用逐差法或最小二乘法处理数据，求得传感器的灵敏度 K，记于表 1。

表 1　测定力敏传感器的灵敏度 *K*

测量次数	砝码 F/g	电压 U/mV	$\Delta U = U_{i+4} - U_i$ /mV
1		0.000	$U_5 - U_1 =$
2			
3			$U_6 - U_2 =$
4			
5			$U_7 - U_3 =$
6			
7			$U_8 - U_4 =$
8			
$\overline{\Delta U} =$			
灵敏度 $K = \dfrac{\overline{\Delta U}}{\Delta F}$			

2. 清洗玻璃皿和吊环

(1) 用游标卡尺测量金属环状吊片的内外直径 d_1 和 d_2，数据表格自拟，测量时接触不能过紧，防止圆环发生形变或划伤而导致测量结果不准确。

(2) 清洁玻璃皿和环状吊片，环的表面状况对测量结果有直接影响。

3. 测定水的表面张力系数

(1) 将盛液体的玻璃皿放在升降台上，将金属环状吊片轻轻挂在力敏传感器的小钩上。调节升降台上升，使液面靠近金属环状吊片的下沿，观察环的下沿与液面是否平行，不平行时需取下金属环状吊片，仔细调节细丝至二者平行。

(2) 调节升降台，使玻璃皿中液面上升，当环的下沿部分均浸入液体中时，反向调节升降台，使液面逐渐下降，观察环与液面形成的环形液膜及相应的电压示值变化，测出环形液膜拉断前一瞬间数字电压表的读数值 U_1 和拉断后数字电压表的读数值 U_2，重复测量 6 次，记于表 2。

(3) 求出水的表面张力系数 σ，记录温度计测得的水温，与相应温度的纯水的标准值进行对比。

表 2　液膜被拉断瞬间及被拉断后输出电压值

测量次数	液膜被拉断瞬间电压表示值 U_1/mV	液膜被拉断后电压表示值 U_2/mV	$\Delta U=U_1-U_2$/mV
1			
2			
3			
4			
5			
6			
$\overline{\Delta U}=$			

4. 测定其他待测液体的表面张力系数(实验方案自拟)。

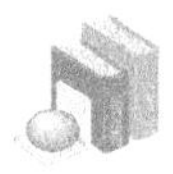

【注意事项】

1. 金属环状吊片和玻璃皿的去污问题十分重要，去污后的金属圆环和器皿要注意保持清洁，同时手指亦不要接触待测液体。

2. 金属环状吊片用三根细线悬挂起来，环的水平状态须调节好，否则在环被拉出液面时，液膜会过早破裂，给实验结果带来较大的误差。

3. 在实验操作时，动作必须仔细、缓慢，旋转升降台时，尽量使液体波动小。

4. 实验时室内空气的流动要小，否则会引起环的晃动，使液膜过早破裂，测得的 σ 值不准确。

5. 在用游标尺测量金属圆环的直径时，操作必须仔细、果断。接触不能过紧，防止圆环发生形变而导致测量结果不准确。

6. 传感器使用时受力不宜大于 0.098 N，避免拉力过大损坏传感器。

【分析与思考】

1. 当环状吊片下边沿均浸入液体中时，缓慢调节升降台使液面下降，仔细观察环状吊片与液面形成的环形液膜的形状及数字电压表的示值如何变化。请尝试分析变化的原因。

2. 将拉脱法和毛细管法测量结果的准确性进行比较。

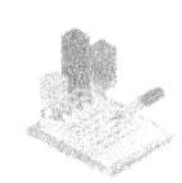

【拓展阅读】

正常的人体体液要占总体重的 60%～70%，由于机体的新陈代谢，体液很多时候要与气体接触，如血液中溶解的 O_2 和 CO_2，肺泡中的空气等。液体与气体接触时会在表面产生表面张力，了解表面张力的成因，对于其相关的生物医学应用具有重要意义。

气栓：液体流动时会受到液体中气泡的阻碍作用，若流管较细且液体中气泡较多时可能会因为气体阻碍作用严重而造成流管堵塞，这种现象称为气体栓塞，简称气栓。

如图 3 所示，当流管中流体不流动时，流体中的气泡呈椭球状，两边对称。但当流体流动时会造成气泡的变形，沿流体前进方向，气泡前端被“拉伸”而变尖，曲率半径变小；而后方被“推压”而变凸，曲率半径变大。前端的附加压强 $p_{s前}$ 要比后端的附加压强 $p_{s后}$ 大，

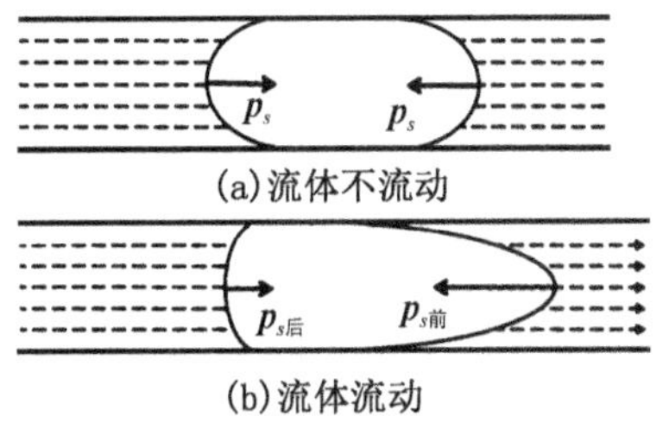

图 3　流体不流动和流动时气泡形状

从而造成流体流动受阻。当气泡较多时阻力随之增大，就造成了气栓。

浸润与不浸润现象：当水与固体接触时，浸润现象也称为亲水性，就是通常所说的“吸水”；而不浸润现象也称为疏水性，就是“不吸水”。临床中有时需要用到浸润现象，比如消毒擦拭用的棉球，止血用的绷带等都需要“吸水”，因而采用了具有较好亲水性的脱脂药棉材料。但有时浸润现象是不利的，比如外科手术缝合线，普通棉线会因浸润现象而与人体组织黏结不好拆线，会增加病人痛苦。因此一般采用表面蜡处理的手术线，蜡是疏水性材料，不会“吸水”，因而不会与人体组织黏结，易于拆线，可减轻病人痛苦。

毛细现象：内径较小的管子一般称为“毛细管”。当毛细管竖直放置时，浸润液体会沿管壁上升，而不浸润液体会沿管壁下降。这种浸润液体在管内液面上升或不浸润液体在管内液面下降的现象称为毛细现象，毛细现象是由于液面的表面张力造成的。医学上可以用毛细管直接吸取病人血液等少量试样，常用的脱脂棉，是用原棉经脱脂处理加工制成的，其纤维柔软细长，毛细管较细，具有很好的吸水性。

肺泡的表面张力：肺是由3亿～5亿个大小不等的肺泡构成的，泡泡相连。由于肺泡内外都是气体，有两层液面，因此附加压强和液面半径成反比。如果表面张力系数保持不变，则肺泡越大附加压强越小，当各个肺泡连通时，会使小的肺泡因压强大而变得更小，反而大的肺泡因压强小而变得更大，这样肺泡就会萎缩无法连续工作。

事实上，肺泡的表面有一层活性物质在不停地起作用，它可以有效降低表面张力系数。当肺泡较大时表面活性物质密度较小，因而表面张力系数较大；反之，当肺泡较小时表面活性物质密度较大，表面张力系数就较小。正是这种表面活性物质随呼吸而周期性地调节作用保证了肺泡的正常工作。

肺泡表面活性物质，是由肺泡Ⅱ型细胞分泌的一种由多种脂质和蛋白质组成的膜基系统。一旦肺泡表面活性物质代谢发生障碍，就会使肺泡表面活性物质含量减少，不能有效调节表面张力，造成大量肺泡萎缩、塌陷。比如严重急性呼吸综合征(SARS)、中东呼吸综合征(MERS)以及2019新型冠状病毒感染(COVID-19)等疾病，都因为受病毒感染，肺泡表面活性物质代谢不正常而数量减少，从而造成呼吸困难。对于重症患者，必须借助呼吸机完成呼吸，才能开展治疗。

了解液体表面张力成因及相关的液体表面现象，对于我们在生活生产中预防和应急处理气栓等相关疾病，研究亲水性或疏水性材料的加工处理，探索不同材料的表面活性物质的性质，以及在农业生产、病理研究等方面都有重要的指导意义。

实验 8

超声波及超声波探测

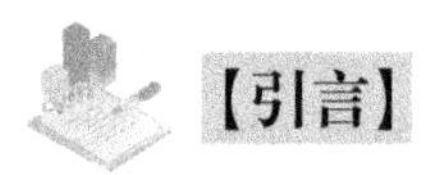

【引言】

超声波的振动频率高于 20 kHz，超出了人耳听觉的上限（人耳听觉频率在 20 Hz～20 kHz 之间），人们将这种听不见的声波叫作超声波。超声和可闻声波本质上是一致的，它们的共同点都是一种机械振动，通常以纵波的方式在弹性介质内传播，是一种能量的传播形式。其不同点是超声频率高，波长短，在一定距离内沿直线传播具有良好的束射性和方向性，穿透能力强，易于获得较集中的声能，可用于测距、测速、清洗、焊接、碎石、杀菌消毒等。

超声学是声学的一个分支，它主要研究超声波的产生方法和探测技术、超声波在介质中的传播规律、超声波与物质的相互作用，包括在微观尺度的相互作用以及超声波的众多应用。超声波的用途可分为两大类，一类是利用它的能量来改变材料的某些状态，为此需要大能量的超声波，这类用途的超声波通常称为功率超声，如超声加湿、超声清洗、超声焊接、超声手术刀、超声马达等；另一类是利用它来采集信息，超声测试分析包括对材料和工件进行检验和测量，由于检测的对象和目的不同，具体的技术和措施也是不同的，因而产生了名称各异的超声检测项目，如超声发射，超声测厚、测硬度、测应力、测金属材料的晶粒度及超声探伤等。

超声技术是声学领域中发展最迅速、应用最广泛的现代声学技术。其中超声检测已成为保证设备质量的重要手段，超声检测是利用超声波作为一种信息载体，它在海洋探查与开发、无损检测与评价、医学诊断等领域发挥着不可取代的作用。例如，在海洋应用中，超声波可以用来探测鱼群或冰山、潜艇导航或传送信息、地形地貌测绘和地质勘探等。在检测中，利用超声波检验固体材料内部的缺陷、材料尺寸测量、物理参数测量等。在医学中，可以利用超声波进行人体内部器官的组织结构扫描（B 超诊断）和血流速度的测量（彩超诊断）等。此外，由于超声波在介质中的传播速度与介质的特性及状态等因素有关，因此测量介质中的声速可以帮助人们了解被测介质的特性或状态的变化，例如测量氯气、蔗糖溶液、硫酸溶液等气体或溶液的浓度，测定输油管中不同油品的分界面等。

能够产生超声波的方法很多，常用的有压电效应方法、磁致伸缩效应方法、静电效应方法和电磁效应方法等。我们把能够实现超声能量与其他形式能量相互转换的器件称为超声波换能器。一般情况下，超声波换能器既能用于发射又能用于接收。

8-1　超声波的产生及声速的测定

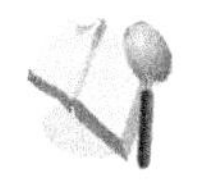

【实验目的】

1. 了解超声波产生和接收方法；认识超声脉冲波及其特点。
2. 测量超声波在固体材料中的传播速度和波长。
3. 了解超声波探伤的基本原理。
4. 学习使用数字示波器。

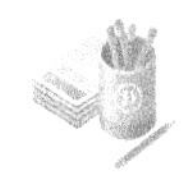

【实验原理】

1. 超声波的产生

产生超声波的方法有很多，如热学法、力学法、电磁法、磁致伸缩法、激光法以及压电法等，但应用得最普遍的方法是压电法。

某些固体物质，在压力（或拉力）的作用下产生变形，从而使物质本身极化，在物体相对的表面出现正、负束缚电荷，由“压力”产生“电”的现象称为正压电效应；反之，如果将具有压电效应的介电体置于外电场中，电场会使介质内部正负电荷中心发生相对位移，从而导致介电体发生变形，这种由“电”产生“机械形变”的现象称为逆压电效应。逆压电效应只产生于介电体，形变与外电场呈线性关系，且随外电场反向而改变符号。压电体的正压电效应与逆压电效应统称为压电效应。

如果对具有压电效应的材料施加交变电压，那么它在交变电场的作用下将发生交替的压缩和拉伸形变，由此产生了振动，并且振动的频率与所施加的交变电压的频率相同。若所施加的电频率在超声波频率范围内，则所产生的振动是超声频率的振动，若把这种振动耦合到弹性介质中去，那么在弹性介质中传播的波即为超声波，这利用的是逆压电效应。若利用正压电效应，可将超声能转变成电能，这样就可实现超声波的接收。

2. 脉冲超声波的产生及其特点

用作超声波换能器的压电陶瓷被加工成平面状，并在正反两面分别镀上银层作为电极，这样被称为压电晶片。当给压电晶片两极施加一个电压短脉冲时，由于逆压电效应，晶片将发生弹性形变而产生弹性振荡，振荡频率与晶片的声速和厚度有关，适当选择晶片的厚度可以得到超声频率范围的弹性波，即超声波。在晶片的振动过程中，由于能量的减少，其振幅也逐渐减小，因此它发射出的是一个超声波波包，通常称为脉冲波，如图 1 所示。超声波在材料内部传播时，与被检对象相互作用发生散射，散射波被同一压电换能器接收，由于正压电效应，振荡的晶片在两极产生振荡的电压，电压被放大后可以用示波器显示。

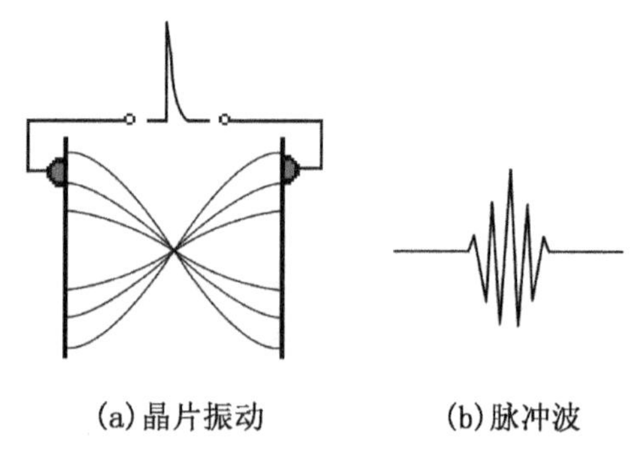

(a) 晶片振动　　(b) 脉冲波

图 1　脉冲波的产生

图 2(a)为超声波在试块中传播的示意图。图 2(b)为示波器接收到的超声波信号。图 2(b)中，t_0 为电脉冲施加在压电晶片的时刻，t_1 是超声波传播到试块底面，又反射回来，被同一个探头接收的时刻。因此，超声波在试块中传播到底面的时间为

$$t=(t_1-t_0)/2 \tag{1}$$

如果试块材质均匀，超声波声速 c 一定，则超声波在试块中的传播距离为

$$s=ct \tag{2}$$

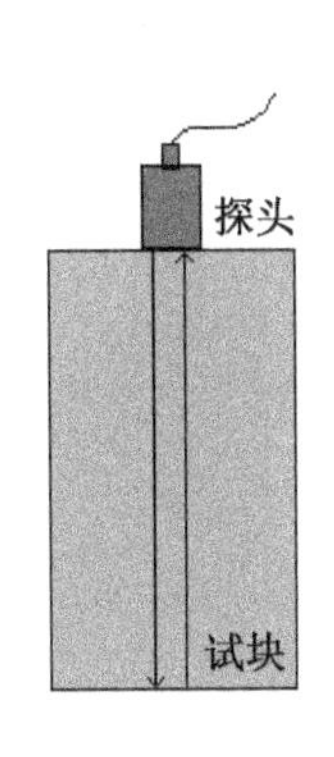

(a) 脉冲超声波在试块中的传播

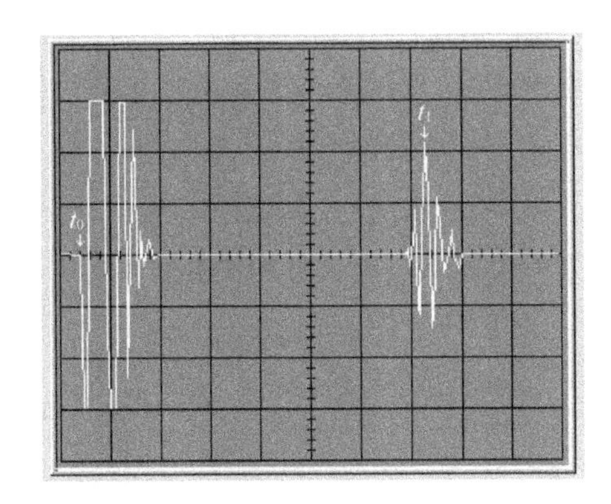

(b) 示波器接收到的超声波信号

图 2　超声波在试块中传播的示意图及示波器接收到的超声波信号

3. 超声波波型与超声探头

超声波在介质中传播可以有不同的类型，它取决于介质可以承受何种作用力以及如何对介质激发超声波。通常有如下三种类型：

(1) 纵波

当介质中质点振动方向与超声波的传播方向一致时，此超声波为纵波。任何固体介质当其体积发生交替变化时均能产生纵波。

(2) 横波

当介质中质点的振动方向与超声波的传播方向相垂直时，此种超声波为横波。由于固体介质除了能承受体积变形外，还能承受切变变形，因此，当其有剪切力交替作用于固体介质时均能产生横波。横波只能在固体介质中传播。

（3）表面波

表面波是沿着固体表面传播的具有纵波和横波的双重性质的波。表面波可以看成是由平行于表面的纵波和垂直于表面的横波合成，振动质点的轨迹为一椭圆，在距表面 1/4 波长深处振幅最强，随着深度的增加很快衰减，实际上离表面一个波长以上的地方，质点振动的振幅已经很微弱了。

把其他形式的能量转换为声能的器件，称为超声换能器。在超声波分析测试中常用的换能器既能发射声波，又能接收声波，称之为可逆探头。实际应用中要根据需要使用不同类型的探头，主要有直探头、斜探头、水浸式聚焦探头、微型表面波探头、双晶片探头及其他形式的组合探头等。

实验中，常用的超声波探头有直探头和斜探头两种，其结构如图 3 所示。探头通过保护膜或斜楔向外发射超声波；吸收背衬的作用是吸收晶片向背面发射的声波，以减少杂波；匹配电感的作用是调整脉冲波的形状。本实验中超声波换能器采用的压电材料为压电陶瓷。

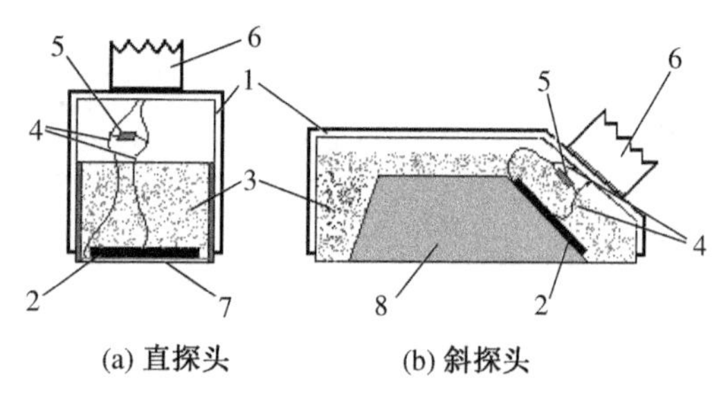

1—外壳；2—晶片；3—吸收背衬；4—电极接线；
5—匹配电感；6—接插头；7—保护膜；8—斜楔。

图 3　直探头和斜探头的基本结构

一般情况下，采用直探头产生纵波，斜探头产生横波或表面波。对于斜探头，晶片受激发产生超声波后，声波首先在探头内部传播一段时间后，才到达试块的表面，这段时间我们称为探头的延迟。对于直探头，一般延迟较小，在测量精度要求不高的情况下，可以忽略不计。

4. 声速的测量方法

声速是描述声波在介质中传播快慢的物理量，通常可理解为在一定时间 Δt 内声波传播的路程 Δs，即 $v=\Delta s/\Delta t$。于是，我们可以通过测定单位时间内的位移来求得声速 v。

当利用单个反射体测量声速时，我们只需要测量该反射体的回波时间，就可以计算得到声速。对于单个的反射体，得到的反射波如图 4 所示。直接测量的时间包含了超声波在探头内部的传播时间，即探头的延迟。对于任何一种探头，其延迟只与探头本身有关，而与被测的材料无关。因此，首先需要测量探头的延迟，然后才能利用该探头直接测量反射体回波时间。以上是声速的直接测量方法。

如果被测试块有两个确定的反射体，那么通过测量两个反射体回波对应的时间差，再计算出试块的声速。这种方法称为声速的相对测量方法。

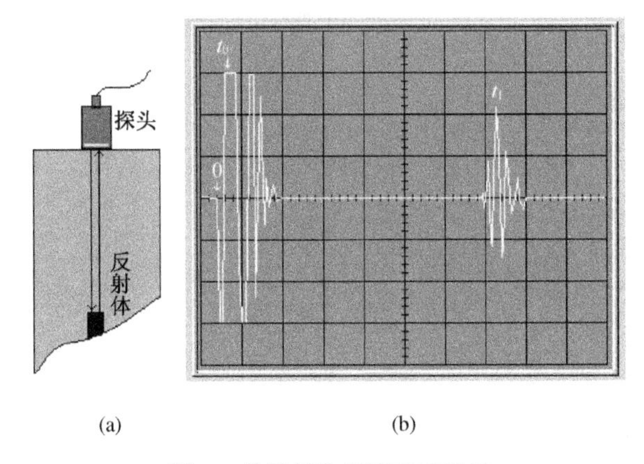

(a)　　　　(b)

图 4　单反射体纵波声速测量

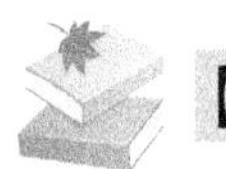

【仪器介绍】

实验所用的仪器设备和主要器材：COC-CSTS-A 型超声波探伤及特性综合实验仪（图 5）、SDS1000X-E 型示波器（图 6）、CSK-IB 型铝试块、钢尺、耦合剂（水）等。

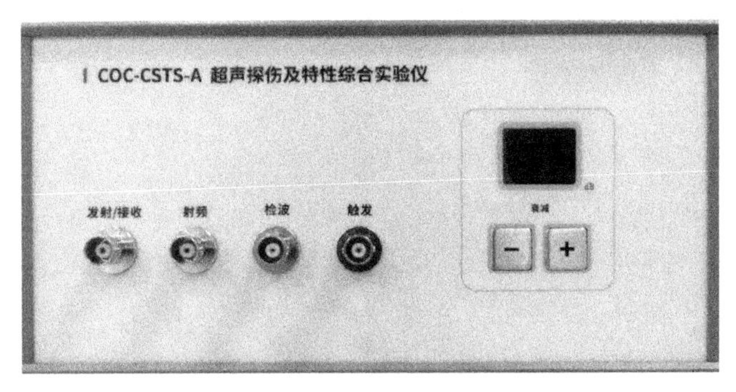

图 5　COC-CSTS-A 型超声波探伤及特性综合实验仪

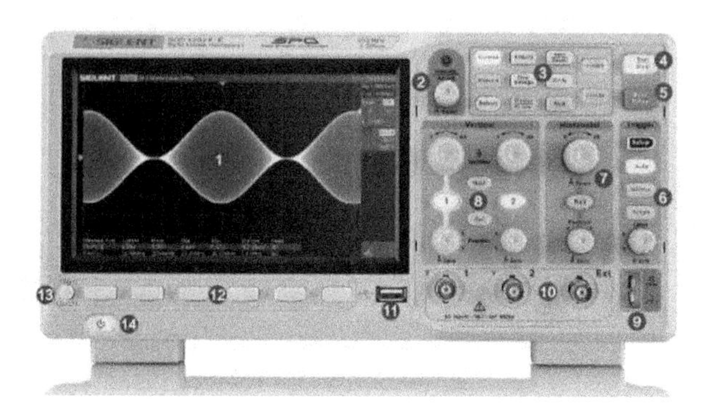

图 6　SDS1000X-E 型示波器前面板

SDS1000X-E 型示波器的编号及说明如表 1 所示。

表 1　SDS1000X-E 型示波器的编号及说明

编号	说明	编号	说明
1	屏幕显示区	8	垂直通道控制区
2	多功能旋钮	9	补偿信号输出端/接地端
3	常用功能区	10	模拟通道和外触发输入端
4	停止/运行	11	USB Host 端口
5	自动设置	12	菜单软键
6	触发系统	13	Menu on/off 软键
7	水平控制系统	14	电源软开关

以下为 SDS1000X-E 型示波器在本实验中主要使用旋钮按键功能简介。

1. 水平控制系统(前面板编号 7)

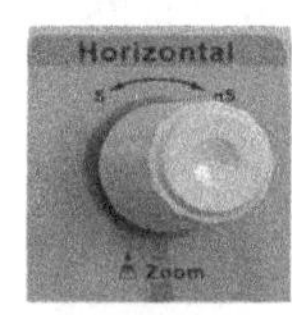

修改水平时基挡位。顺时针旋转减小时基,逆时针旋转增大时基。修改过程中,所有通道的波形被扩展或压缩,同时屏幕上方的时基信息相应变化。

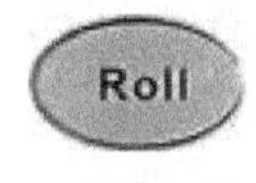

按下该键进入滚动模式。

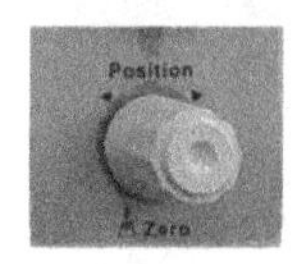

水平位置(延迟)。旋转旋钮更改水平延迟时间,所有通道的波形将随触发点水平移动。

2. 垂直通道控制区(前面板编号 8)

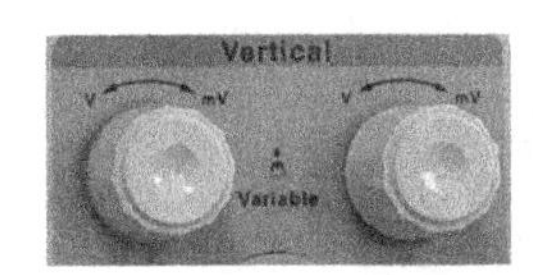

修改当前通道的垂直挡位。顺时针转动减小挡位,逆时针转动增大挡位。修改挡位波幅会增大或减小,同时屏幕右方的挡位信息会相应变化。

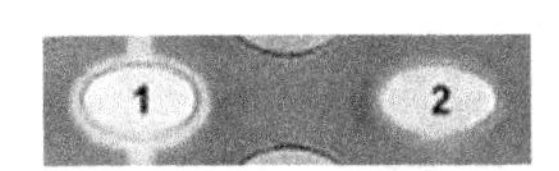

两个模拟输入通道标签用不同颜色标识,且屏幕中波形颜色和输入通道连接器的颜色相对应。按下通道按键可打开相应通道及其菜单,连续按下两次则关闭该通道。

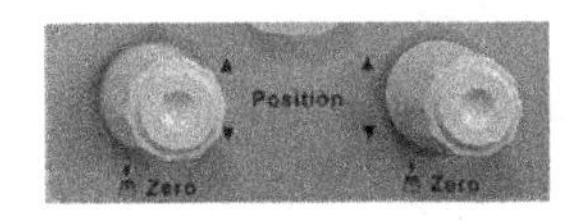

修改对应通道波形的垂直位移。修改过程中波形会上下移动,同时屏幕中下方弹出的位移信息会相应变化。

3. 运行控制(前面板编号 4)

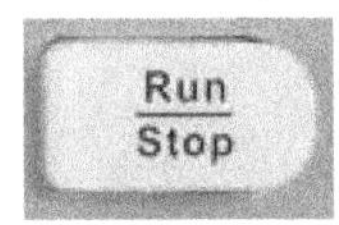

按下该键可将示波器的运行状态设置为“运行”或“停止”。“运行”状态下显示黄灯;“停止”状态下显示红灯。

4. 触发控制(前面板编号 6)

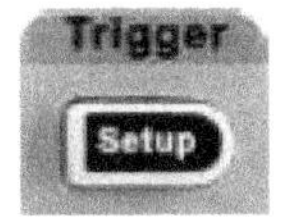

按下该键打开触发功能菜单。本示波器提供边沿、斜率、脉宽、视频、间隔、超时等丰富的触发类型。

5. 功能菜单(前面板编号 3)

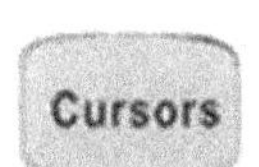

按下该键直接开启光标功能。光标有垂直和水平两个方向的测量类型,示波器提供手动和追踪两种光标模式。

6. 多功能旋钮(前面板编号 2)

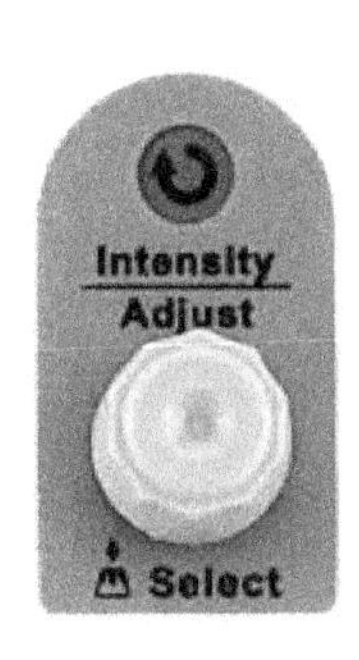

按下某个菜单按键后,若多功能旋钮上方指示灯被点亮,此时转动多功能旋钮可选择该菜单下的子菜单,按下该旋钮可选中当前选择的子菜单,同时指示灯也会熄灭。

若某个菜单软键上有旋转图标,按下该菜单软键后,多功能旋钮上方的指示灯被点亮,此时旋转旋钮,可以直接设置该菜单软键显示值;若按下旋钮,可调出虚拟键盘,通过虚拟键盘直接设定所需的菜单软键值。

7. 屏幕显示区

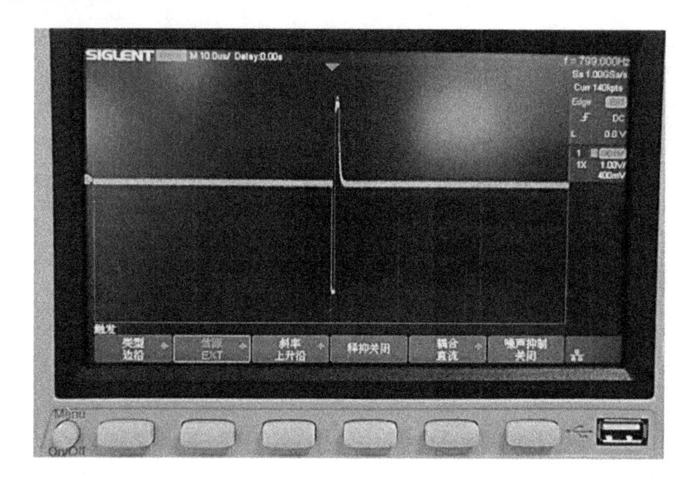

Menu：菜单按键按下可在屏幕下方显示示波器当前所选功能模块对应菜单。按下对应菜单软键即可进行相关设置。

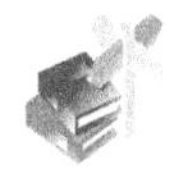

【实验内容与数据表格】

1. 熟悉数字示波器，掌握光标法测量待测信号峰峰值电压 U_{PP} 和周期 T

通过电缆将示波器内部校准方波信号输入至 CH2 通道，调节相关旋钮，使屏幕上显示 1～2 个完整波形。按下光标按钮开启光标测量功能，屏幕上出现两条虚线，Y 光标可测量电压 U_{PP}，X 光标可测量周期 T，记于表 2。

选择光标模式为手动，按键选择光标 1，用多功能旋钮调节光标 1 位置，位置值 $X_1(Y_1)$ 显示在屏幕上，可在屏幕直接读取数值，同理，按键选择光标 2，多功能旋钮调节光标 2，即可测得 $X_2(Y_2)$，记于表 2。光标法测量方波信号如图 7 所示。

表 2　光标法测量方波信号峰峰值电压 U_{PP} 和周期 T

<table>
<tr><td colspan="2">U_{PP}</td><td colspan="2">T</td><td>f</td></tr>
<tr><td>Y 光标 Y_1 位置</td><td></td><td>X 光标 X_1 位置</td><td></td><td rowspan="3">$f=$</td></tr>
<tr><td>Y 光标 Y_2 位置</td><td></td><td>X 光标 X_2 位置</td><td></td></tr>
<tr><td colspan="2">$U_{PP}=Y_2-Y_1=$</td><td colspan="2">$T=X_2-X_1=$</td></tr>
</table>

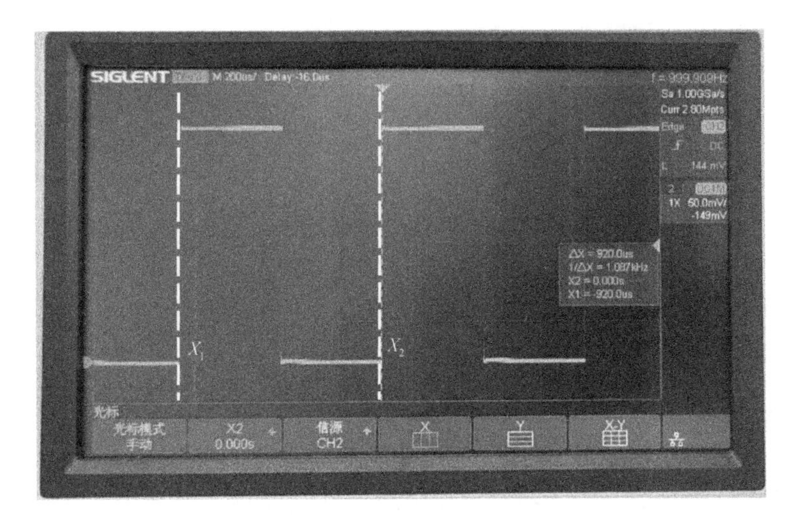

图 7　光标法测量方波信号

2. 直探头延迟和试块纵波声速的测量

参照图 8 连接 COC-CSTS-A 型超声波探伤及特性综合实验仪和示波器。利用 CSK-IB 试块 60 mm 的厚度进行测量。

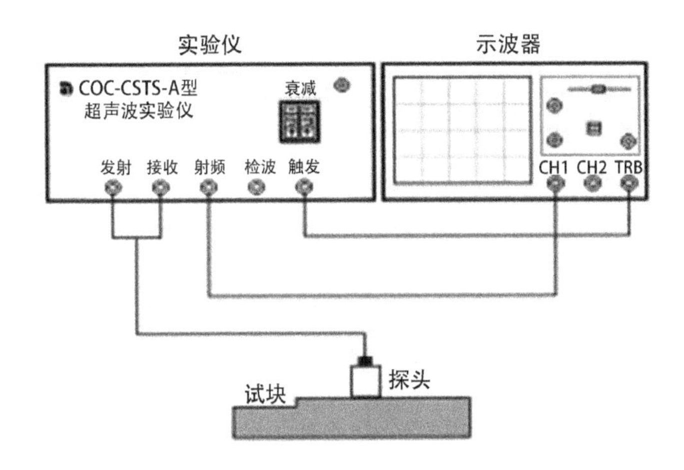

图 8　超声波探伤实验仪和示波器连线示意图

超声波实验仪接上直探头，并把探头放在 CSK-IB 试块的正面，仪器的射频输出与直探头延迟的测量示波器 CH1 通道相连，触发与示波器外触发相连，示波器采用外触发方式，适当设置超声波实验仪衰减器的数值和示波器的电压范围与时间范围，使示波器上显示的波形如图 9 所示。

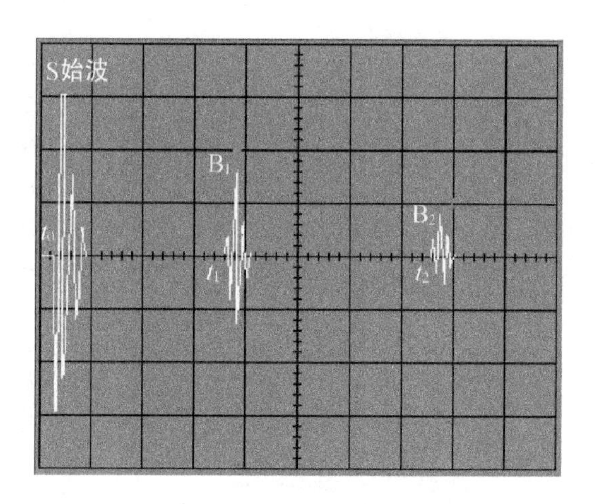

图 9　示波器显示的波形

在图 9 中，S 称为始波，t_0 对应于发射超声波的初始时刻；B_1 称为试块的一次底面回波，t_1 对应于超声波传播到试块底面被发射回来后，被超声波探头接收到的时刻，因此 t_1 对应于超声波在试块内往复传播的时间；B_2 称为试块的二次底面回波，它对应于超声波在试块内往复传播到试块的上表面后，部分超声波被上表面反射，并被试块底面再次反射，即在试块内部往复传播两次后被接收到的超声波。依次类推，有三次、四次和多次底面回波。

用示波器测量出 t_1 和 t_2，则直探头的延迟为

$$t = 2t_1 - t_2 \tag{3}$$

试块纵波声速为

$$c_L = \frac{2L}{t_2 - t_1} \tag{4}$$

具体操作步骤如下：

① 直探头放于 CSK-IB 试块的正面(60 mm 的厚度)进行测量。

注意：只要在试块上面滴少量(一两滴)的水即可，同时要避开试块上的缺陷位置。

② 调节示波器，使示波器屏幕同时显示始波、一次底面回波、二次底面回波，如图 9 所示。

③ 用光标法测量 t_1 和 t_2：光标 1 移动到始波的位置，记为 X_0；光标 2 移动

到第一次底面回波的位置，记为 X_1；再次移动光标2到第二次底面回波的位置，记为 X_2，记于表3。

当显示器屏幕上显示出始波、一次回波和二次回波的图形时，为方便测量，可用示波器右上角 run/stop 按键将波形停滞在显示屏上。

④ $t_1 = X_1 - X_0$，$t_2 = X_2 - X_0$，记于表3。

表3 直探头延迟和试块纵波声速的测量

$L=$ ______ 单位：μs

测量次数	X_0	X_1	X_2	t_1	t_2
1					
2					
3					
平均值				$\overline{t_1} =$	$\overline{t_2} =$

直探头的延迟：$t = 2t_1 - t_2 =$

纵波声速：$c_L = \dfrac{2L}{t_2 - t_1} =$

3. 斜探头延迟和试块横波声速的测量

超声波实验仪接上斜探头，把探头放在 CSK-IB 试块的上方靠近试块前面，对准圆弧面，使探头的斜射声束能够同时入射在 R_1 和 R_2 圆弧面上，斜探头放置位置如图10所示。

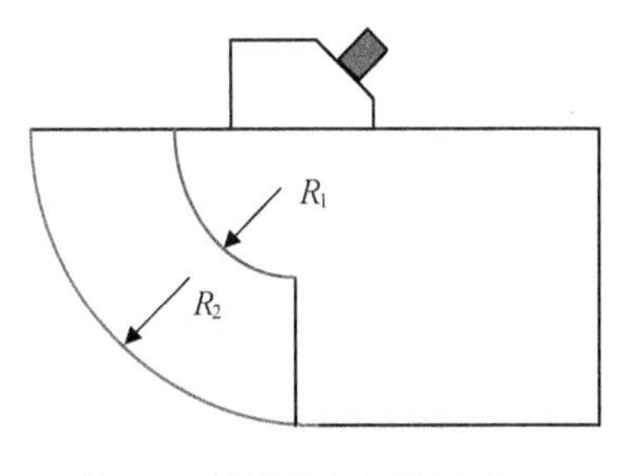

图10 斜探头延迟的测量

适当设置超声波实验仪衰减器的数值和示波器的电压范围与时间范围，在示波器上可同时观测到两个弧面的回波 B_1 和 B_2，测量它们对应的时间 t_1 和 t_2。回波波形和图9类似，其中 B_1 对应于圆弧 R_1 的一次回波，B_2 对应于圆弧 R_2 的一次回波。由于 $R_2 = 2R_1$，因此斜探头的延迟为

$$t = 2t_1 - t_2 \tag{5}$$

试块横波声速为

$$c_S = \frac{2(R_2 - R_1)}{t_2 - t_1} \tag{6}$$

具体操作步骤如下：

① 把斜探头放在 CSK-IB 试块的上方对准圆弧面，注意探头的斜射声束同时入射在 R_1 和 R_2 圆弧面上(图 10)。

② 调节示波器，使示波器屏幕显示出始波、圆弧 R_1 的一次回波、圆弧 R_2 的一次回波。

③ 用光标法测量 t'_1 和 t'_2，记于表 4。测量步骤同直探头。

表 4　斜探头延迟和试块横波声速的测量

$R_1=$ ______　　$R_2=$ ______　　单位：μs

测量次数	X_0	X_1	X_2	t'_1	t'_2
1					
2					
3					
平均值				$\overline{t'_1}$	$\overline{t'_2}$

斜探头的延迟：$t=2t'_1-t'_2=$

横波声速：$c_S=\dfrac{2(R_2-R_1)}{t'_2-t'_1}=$

4. 脉冲波频率和波长的测量

对直探头和斜探头，分别调节示波器垂直电压挡位和水平时间挡位，使试块的一次底面回波出现在示波屏的中央，幅度为满屏的 80%上下，如图 11 所示。测量两个振动波峰之间的时间间隔，得到一个脉冲周期的振动时间。实验时为

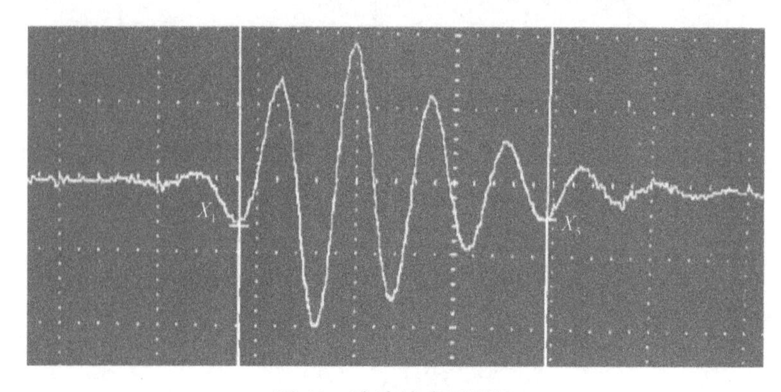

图 11　脉冲波底面回波

了读数准确，要求测量四个周期的时间间隔 t，此时脉冲波的频率为 $f=4/t$；用实验得到的纵横波声速，计算脉冲波在铝试块中的波长 $\lambda=c/f$。

具体操作步骤如下：

(1) 纵波频率和波长的测量(直探头)

调节示波器垂直电压挡位和水平时间挡位，使试块的一次底面回波出现在示波屏的中央，幅度为满屏的 80%上下，光标 1 移动到第一个波峰(或波谷)的位置，记为 X_1；光标 2 移动到第五个波峰(或波谷)的位置，记为 X_5，则 $t=\dfrac{X_5-X_1}{4}$，记于表 5。

表 5　纵波频率和波长的测量　　单位：μs

测量次数	X_1	X_5	t
1			
2			
3			
平均值			$\bar{t}=$

纵波频率：$f=\dfrac{1}{t}=$

纵波波长：$\lambda=c_L t=$

(2) 横波频率和波长的测量(斜探头，步骤同直探头)

具体数据记于表 6。

表 6　横波频率和波长的测量　　单位：μs

测量次数	X_1	X_5	t'
1			
2			
3			
平均值			$\bar{t}'=$

横波的频率：$f=\dfrac{1}{t'}=$

横波波长：$\lambda=c_S t'=$

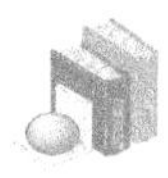

【注意事项】

1. 拿取超声探头时要轻拿轻放,做完实验后要将超声探头擦干净再放回盒子中。

2. 实验中用水做耦合剂,只需要在试块上面滴少量(一两滴)的水。

3. 实验中,超声探头只需和试块表面接触即可,不要用力压探头,防止损坏超声探头。

【分析与思考】

1. 什么是超声波,列举几种超声波的应用。

2. 实验中是如何产生和探测超声波的?

3. 直探头和斜探头发射的超声波有什么区别?

8-2 超声波探测实验

光波只能穿过透明介质，电磁波只能穿过非导电介质，超声波是一种弹性波，能够在弹性介质中传播，而所有物质都可视为弹性介质，因此超声波对所有介质都是“透明”的。一般情况下，超声在液体和固体中传播的距离比在气体中传播的距离要远得多，例如在海洋探测中，可以用超声波来探测数千米的目标。这也是超声波被广泛应用于探测的主要原因之一。

利用超声波进行探测的另一个原因是超声探头发射的能量具有较强的指向性。指向性是指超声波探头发射声束扩散角的大小，扩散角越小，则指向性越好，对目标定位的准确性越高。在固体材料的尺寸测量、无损检测、超声诊断、潜艇导航等超声应用中，都利用了超声波的这一特点。

本实验在了解超声波探头指向性的基础上，学习超声波用于探测的基本方法。

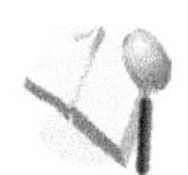

【实验目的】

1. 理解超声波探头的指向性。
2. 掌握超声波探测原理和定位方法。

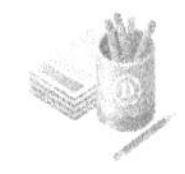

【实验原理】

超声探头发射能量的指向性与探头的几何尺寸和波长有直接的关系。一般来讲，波长越小，频率越高，指向性越好；尺寸越大，指向性越好。可以用公式表示如下：

$$\theta = 2\arcsin\left(1.22\frac{\lambda}{D}\right) \tag{1}$$

图1是超声波探头的指向性与其尺寸和波长关系的示意图。对具有一定指向性要求的超声波探头，采用较高的频率可以使探头的尺寸变小。在实际应用中，我们通常用偏离中心轴线后振幅减一半的位置表示声束的边界。

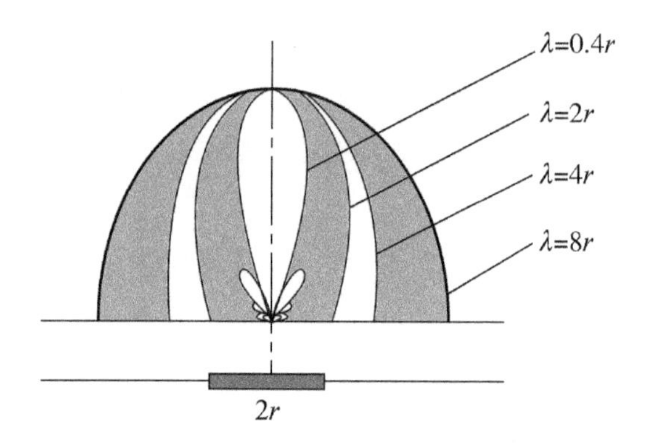

图 1　超声波探头的指向性与其尺寸和波长关系

在同一深度位置，中心轴线上的能量最大，如图 2 所示，当偏离中线到位置 A、A' 时，能量减小到最大值的一半。其中 θ 角定义为探头的扩散角。θ 越小，探头方向性越好，定位精度越高。

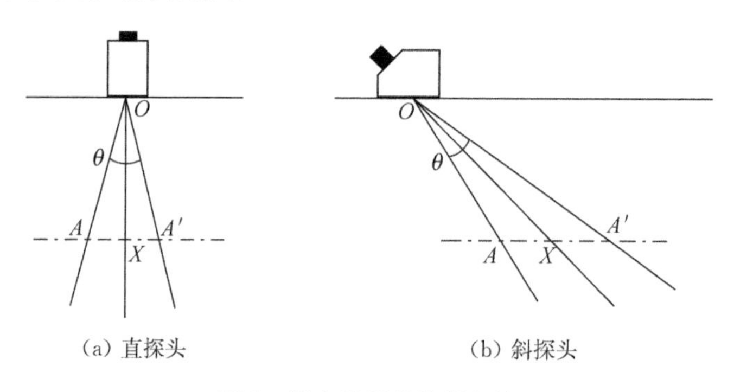

图 2　超声波探头的指向性

在进行缺陷定位时，必须找到缺陷反射回波最大的位置，使得被测缺陷处于探头的中心轴线上，然后测量缺陷反射回波对应的时间，根据工件的声速可以计算出缺陷到探头入射点的垂直深度或水平距离。

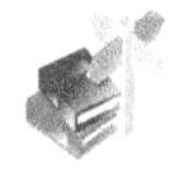

【实验内容与数据表格】

1. 直探头探测缺陷深度

在超声波探测中，可以利用直探头来探测较厚工件内部缺陷的位置和当量大小。把探头按图 3 位置放置，观察其波形。其中底波是工件底面的反射回波。

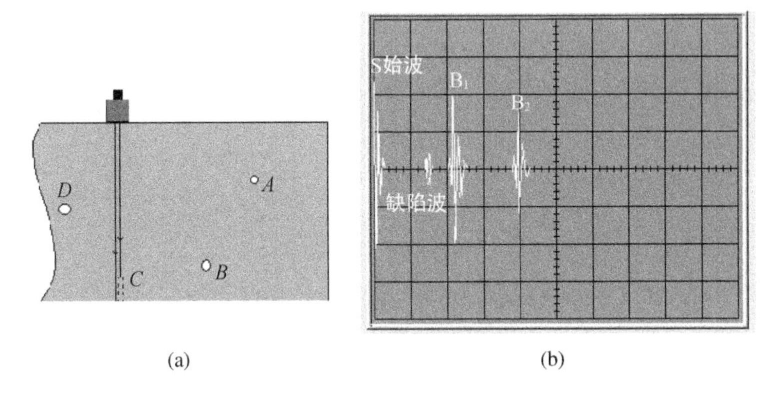

(a)　　(b)

图 3　直探头探测缺陷深度

对底面回波和缺陷波对应时间(深度)的测量,可以用绝对测量方法,也可以用相对测量方法,利用绝对测量方法时,必须首先测量(或已知)探头的延迟和被测材料的声速。利用相对测量方法时,必须有与被测材料同材质的试块,并已知该试块的厚度。

直探头探测 CSK-IB 试块中缺陷 C 的深度(图 3),利用绝对测量方法测量缺陷 C 的深度为 $H_C=c_L\dfrac{t_C-t_0}{2}$,其中 c_L 为纵波声速,t_C 为缺陷 C 回波,t_0 为直探头延迟。

具体操作步骤如下:

① 将直探头放在 CSK-IB 试块的上方正对试块下方缺陷 C 的位置。

② 调节示波器,使示波器屏幕显示出始波、缺陷波、一次底面回波、二次底面回波。

③ 用光标法测量 t_1、t_2 和 t_C,测量步骤同声速测量,记于表 1。

表 1　直探头探测 CSK-IB 试块中缺陷 C 的深度　　单位:μs

测量次数	X_0	X_1	X_2	X_C	t_1	t_2	t_C
1							
2							
3							
平均值							

直探头延迟为 $t_0=2t_1-t_2=$

纵波声速为 $c_L=\dfrac{2L}{t_2-t_1}=$

缺陷 C 的深度为 $H_C=c_L\dfrac{t_C-t_0}{2}=$

探测 CSK-IB 试块中其他三个缺陷的深度，实验方案和表格自行设计。

2. 斜探头测量缺陷的深度和水平距离（选做，数据表格自拟）

利用斜探头进行探测时，如果测量得到超声波在材料中传播的水平距离为 s，则其深度 H 为

$$H=s\tan\beta \tag{2}$$

其中 β 是斜探头在被测材料中的折射角，如图 4 所示。要实现对缺陷进行定位，除了必须测量（或已知）探头的延迟、入射点外，还必须测量（或已知）探头在该材质中的折射角和声速。通常，我们利用与被测材料同材质的试块中两个不同深度的横孔对斜探头的延迟、入射点、折射角和声速进行测量。

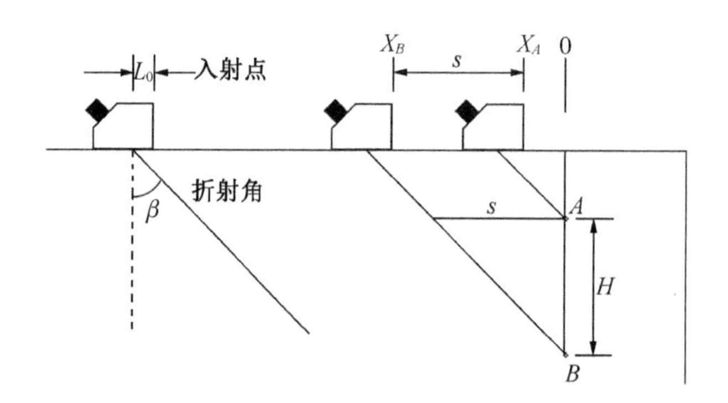

图 4　斜探头参数测量示意图

参看图 5，A、B 为试块中的两个横孔，距试块边沿距离分别为 L_A、L_B。让斜探头先后对正 A 和 B，找到最大回波，测量得到它们的回波时间 t_A、t_B，探头前沿到试块边沿的水平距离分别为 x_A、x_B，已知它们的深度为 H_A、H_B，则有

$$s=x_B-x_A-L_{AB} \tag{3}$$

$$H=H_B-H_A \tag{4}$$

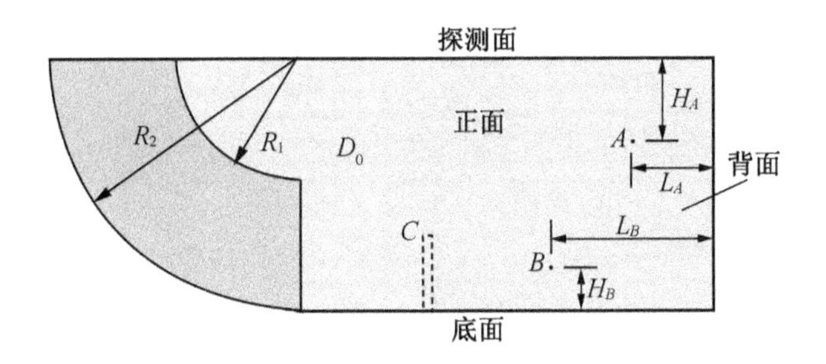

图 5　试块缺陷示意图

折射角

$$\beta=\arctan\frac{s}{H} \tag{5}$$

声速

$$c=\frac{2H}{(t_B-t_A)\cos\beta} \tag{6}$$

延迟

$$t_0=t_B-\frac{2H_B}{c\cos\beta} \tag{7}$$

前沿距离

$$L_0=H_B\tan\beta-(x_B-L_B) \tag{8}$$

接着把探头对准 D 孔，找到最大反射回波，测量 x_D、t_D，则有 D 孔深度

$$H_D=\frac{c(t_D-t_0)\cos\beta}{2} \tag{9}$$

D 孔离试块边沿的水平距离

$$L_D=x_D+L_0-H_D\tan\beta \tag{10}$$

3. 探头扩散角的测量(选做，数据表格自拟)

利用直探头分别找到 B 孔对应的回波，移动探头使回波幅度最大，并记录该点的位置 x_0 及对应回波的幅度；然后向左边移动探头使回波幅度减小到最大振幅的一半，并记录该点的位置 x_1；同样的方法记录下探头右移时回波幅度下降到最大振幅一半对应点的位置 x_2。 探头扩散角的测量示意图如图 6 所示。

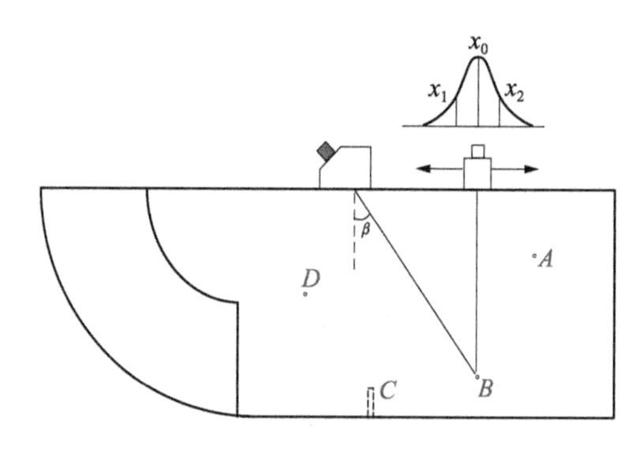

图 6　探头扩散角的测量

则直探头扩散角为

$$\theta = 2\arctan\frac{|x_2 - x_1|}{2L} \tag{11}$$

对于斜探头，首先必须测量出探头的折射角 β，如图 6 所示，后续测量方法同直探头。斜探头的扩散角近似为

$$\theta = 2\arctan\left(\frac{|x_2 - x_1|}{2L}\cos^2\beta\right) \tag{12}$$

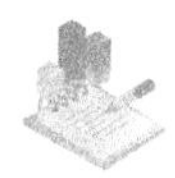

【拓展阅读】

超声波在介质中传播时，发生声能衰减，因此超声通过一些实质性器官，会发生形态及强度各异的反射。由于人体组织器官的生理、病理情况的不同，对超声波的反射、折射和吸收衰减也各不相同。超声诊断就是根据这些反射信号的多少、强弱、分布规律来判断各种疾病。

1942 年超声技术应用于医学领域以来，超声检查逐渐成为诊断学领域里非侵入性检查的主要方法之一。最初用于医学的一维超声，功用就像一把尺子，仅限于测量器官的大小，例如眼球直径、大脑直径等，对医生判断病情并没有实质性的帮助。20 世纪 70 年代发展起来的二维 B 型超声成像技术，则极大地扩大了超声波的临床应用范围，提高了医学诊断水平。尤其是在应用于妇产科之后，B 超凭借自身独特的优势在这一领域大放异彩，成为现代化妇产科中不可或缺的一项技术，为医生的诊断提供了许多帮助。20世纪90年代，美国科学家开发出三维超声波扫描技术，该技术就像在病人身上开了一扇窗子，能使医生研究病人的体内器官。医生能够在屏幕上从任何角度观看一整颗跳动的心脏。

超声波作为医生常用的诊断方法分为A型(示波)法、B型(成像)法、M型(超声心动图)法、扇型(两维超声心动图)法、多普勒超声波法等。

A型法是从示波上的波幅、波数、波的先后次序等，来判断有无异常和病变。在诊断脑血肿，脑瘤，囊肿，胸、腹水肿，早孕，葡萄胎等方面比较可靠。B型法最常用，可以清晰地显示各脏器及周围器官的各种断面像，由于图像富于实体感，直观而清晰，接近于解剖的真实结构，容易发现较小病变。B超可对颅脑、甲状腺、肝脏(如检出直径小于1.5 cm的小肝癌)、胆囊及胆道、胰腺、脾脏、产科、妇科、泌尿科、颈部及四肢大血管疾病的诊断均甚有效。M型法是根据体内心脏等结构活动，记录其与胸壁(探头)间的回声距离变化曲线，从这种曲线图上，可清晰认出心壁、室间隔、心腔、瓣膜等的特征。常同时加入心电图、心音图显示记录，用以诊断多种心脏病。扇型法可得到心脏各种切面图像，并可观察到心脏收缩和舒张期的不同表现。由于它看到的图形比较全面，因此诊断范围大大超过了M型法，并且更为细致和确切。

此外超声波还可以用于医学治疗。超声的生物学作用有三种：(1)机械作用：超声波在传播过程中，介质质点交替压缩与伸张，形成了压力变化，这就是机械作用。它对增强组织渗透、提高代谢、促进血液循环、刺激神经系统及细胞的功能，均有重要意义。(2)温热作用：超声波的产热过程，实际上是机械能在介质中转变成热能的能量转换过程。超声波的热作用，可引起血管功能和代谢过程的变化，以及引起一系列复杂的神经反射，在人体组织产生各种效应。(3)生物化学作用：超声波的生物化学作用是不容忽视的，如影响酶的活性，加速细胞新陈代谢，刺激人体细胞合成等。

穴位超声疗法，又称超声针或超声针灸，是现代超声技术和传统的针灸结合的一种新的穴位刺激法。穴位超声疗法是通过声能透入穴位来治疗的，而且又具有对组织无损伤、无毒副作用、安全可靠的特点，因此易为小儿及惧针患者所接受。

超声波在医学治疗上的应用还有很多，如超声药物透入疗法、超声雾化吸入疗法、超声外科、超声美容及超声减肥、超声碎石、超声节育等。

由于超声在基础医学、临床医学的诊断和治疗、制药业、微生物学、卫生学及其他医学领域中的研究与应用，超声医学逐步成为独立的超声分支学科。

实验 9

液体黏滞系数的测量

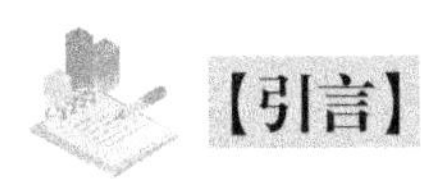

【引言】

当液体内各部分之间有相对运动时，接触面之间存在内摩擦力，阻碍液体的相对运动，这种性质称为液体的黏滞性，液体的内摩擦力称为黏滞力。黏滞力的大小与接触面积以及接触面处的速度梯度成正比，比例系数 η 称为黏度(或黏滞系数)。

对液体黏滞性的研究在流体力学、化学工程、生物医学等领域都有广泛的应用。在流体力学中，黏滞系数是描述流体内部阻力大小的重要参数，广泛应用于流体的运动和流动的研究。在化学工程中，黏滞系数可以用来计算液体在管道中的流动阻力，从而设计和优化化工设备。在生物医学中，黏滞系数可以用来描述血液的流动特性，从而研究血流动力学和心血管疾病。在材料科学中，黏滞系数可以用来描述流体和固体之间的黏附力，从而研究材料的表面性质和应用。在地球科学中，黏滞系数可以用来描述岩石内部的流动特性，从而研究地壳运动和地震的机制。

黏滞系数的大小取决于液体的性质与温度，温度升高，黏度将迅速减小。例如对于蓖麻油，在室温附近温度改变 1 ℃，黏度值改变约 10%。因此，测定液体在不同温度的黏度有很大的实际意义，欲准确测量液体的黏度，必须精确控制液体温度。

测定液体黏滞系数的方法很多，一般采用间接法。其中，落球法(又称斯托克斯法)适用于黏滞系数较大液体的测定；毛细管法适用于黏滞系数较小液体的测定；转筒法适用于黏滞系数在 0.1～100 Pa・s 之间液体的测定。

本实验采用落球法测定液体的变温黏滞系数。

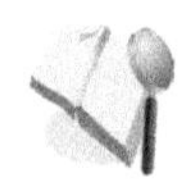

【实验目的】

1. 认识液体的黏滞特性及其和温度的关系。
2. 观察小球在液体中的运动现象，了解其运动规律。
3. 用落球法(斯托克斯法)测量不同温度下蓖麻油的黏度。

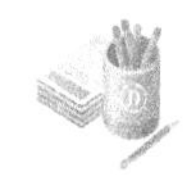

【实验原理】

一个在静止液体中的小球受到重力、浮力和黏滞阻力三个力的作用，如果小球的速度 v 很小，且液体可以看成在各方向上都是无限广阔的，则从流体力学的基本方程可以导出表示黏滞系数的斯托克斯公式：

$$F=3\pi\eta vd \tag{1}$$

式(1)中 d 为小球直径。由于黏滞阻力与小球速度 v 成正比，小球在下落很短一段距离后(参见附录的推导)，所受三力达到平衡，小球做匀速直线运动，此时的速度称为收尾速度，记为 v_0。此时有：

$$\frac{1}{6}\pi d^3(\rho_{球}-\rho_{液})g=3\pi\eta v_0 d \tag{2}$$

式(2)中 $\rho_{球}$ 为小球密度，$\rho_{液}$ 为液体密度。由式(2)可解出黏度 η 的表达式：

$$\eta=\frac{(\rho_{球}-\rho_{液})gd^2}{18v_0} \tag{3}$$

本实验中，小球在直径为 D 的玻璃管中下落，液体不满足在各方向无限广阔的条件，根据流体力学原理，把管壁对小球的影响加以修正，此时黏滞阻力的表达式加修正系数 $(1+2.4d/D)$，式(3)可修正为：

$$\eta=\frac{(\rho_{球}-\rho_{液})gd^2}{18v_0(1+2.4d/D)} \tag{4}$$

当小球的密度较大，直径不是太小，而液体的黏度值又较小时，小球在液体中的平衡速度 v_0 会达到较大的值，奥西思-果尔斯公式反映出了液体运动状态对斯托克斯公式的影响：

$$F=3\pi\eta v_0 d\left(1+\frac{3}{16}Re-\frac{19}{1\,080}Re^2+\cdots\right) \tag{5}$$

其中，Re 称为雷诺数，是表征液体运动状态的无量纲参数。

$$Re=v_0 d\rho_{液}/\eta \tag{6}$$

当 Re 小于 0.1 时，可认为式(1)、式(4) 成立；当 $0.1<Re<1$ 时，应考虑式(5) 中 1 级修正项的影响；当 $Re>1$ 时，还需考虑高次修正项。

考虑式(5)中 1 级修正项的影响及玻璃管的影响后，黏度 η_1 可表示为：

$$\eta_1=\frac{(\rho_{球}-\rho_{液})gd^2}{18v_0(1+2.4d/D)(1+3Re/16)}=\eta\frac{1}{1+3Re/16} \tag{7}$$

由于 $3Re/16$ 是远小于 1 的数，故将 $1/(1+3Re/16)$ 按幂级数展开后近似为 $1-3Re/16$，式(7)又可表示为：

$$\eta_1=\eta-\frac{3}{16}v_0 d\rho_{液} \tag{8}$$

已知或测量得到 $\rho_{球}$、$\rho_{液}$、D、d、v_0 等参数后，由式(4) 计算黏度 η，再由式(6) 计算 Re，若需计算 Re 的 1 级修正，则由式(8) 计算经修正的黏度 η_1。

在国际单位制中，η 的单位是 Pa · s，在厘米、克、秒制中，η 的单位是 P(泊) 或 cP(厘泊)，它们之间的换算关系是：

$$1\ \text{Pa}\cdot\text{s}=10\ \text{P}=1\,000\ \text{cP} \tag{9}$$

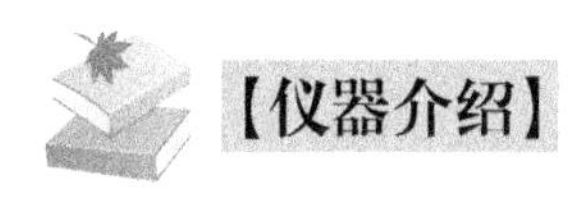

【仪器介绍】

实验所用的仪器设备和主要器材：落球法变温黏滞系数实验仪、开放式 PID 温控实验仪、恒温水箱、秒表、螺旋测微器、水准泡、钢球若干。

1. 落球法变温黏滞系数实验仪

落球法变温黏滞系数实验仪的外形如图 1 所示。待测液体装在细长的样品管中，能使液体温度较快地与加热水温达到平衡，样品管壁上有刻度线，便于测量小球下落的距离。样品管外的加热水套连接到恒温水箱，通过热循环水加热样品。底座下有调节螺钉,用于调节样品管的铅直。

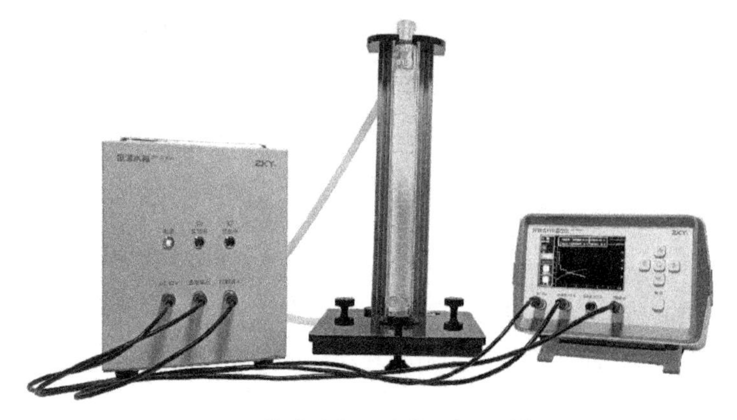

图 1　落球法变温黏滞系数实验仪

2. 恒温水箱

恒温水箱包含水箱、水泵、风扇、加热器及温度传感器(图 2)。恒温水箱将水箱内温度信号传输给开放式 PID 温控实验仪,并接受开放式 PID 温控实验仪的加热器、风扇、水泵控制信号。

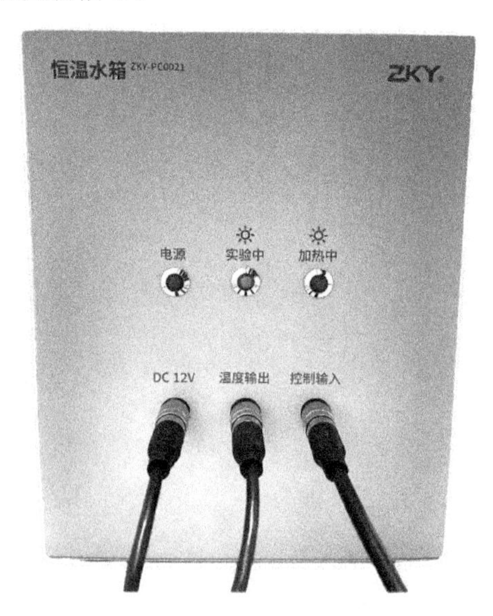

图 2　恒温水箱

3. 开放式 PID 温控实验仪

开放式 PID 温控实验仪包含温度传感器输入单元、控制单元及显示电路等部分。

温控实验仪内置微处理器，带有液晶显示屏，具有操作菜单化，能显示温控过程的温度变化曲线、功率变化曲线、温度和功率的实时值，能存储温度及功率变化曲线，控制精度高，有超温保护等特点，还具有极高的稳定性、极强的可靠性。其仪器面板如图 3 所示。

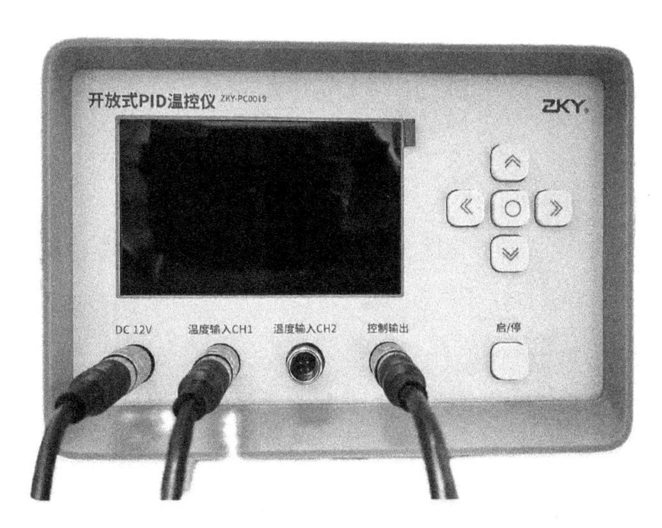

图 3　开放式 PID 温控实验仪

开机首先进入欢迎界面，程序加载完成后自动进入操作说明界面，通过确认键可进入首页，在首页通过左、右方向键以及确认键选择“进入系统”，进入参数设置界面，在此界面通过方向键及确认键选择并修改相应参数（数字键盘使用方法：通过方向键及确认键录入数值，确认键确定录入数据并关闭键盘模块，当数据录入完成后也可以通过快捷方式“启/停键”确定录入数据并关闭键盘模块）：

- 室温输入框：设置当前环境温度，输入错误的室温将会影响控温效果。
- 设定温度输入框：设定想要达到的目标温度。
- 储存序号输入框：保存实验曲线的序号，范围 1～100。
- CH1 风机开关：可控制连接至 CH1 通道的恒温水箱内部风机启/停。未连接恒温水箱时此功能会被弱化显示且不能被选中及修改。CH2 风机开关与之类似。

- K_P、T_I、T_D：在温控系统中，调节器采用 PID 调节，执行单元是由可控硅控制加热电流的加热器，操作量是加热功率，被控对象是水箱中的水，被控量是水的温度。PID 调节是自动控制系统中应用最广泛的一种调节方式，出现于 20 世纪 30 至 40 年代，适用于对被控对象模型了解不清楚的场合。PID 调节器按偏差的比例（Proportional）、积分（Integral）、微分（Differential）进行调节，其调节规律可表示为：

$$u(t)=K_P\left[e(t)+\frac{1}{T_I}\int_0^t e(t)\mathrm{d}t+T_D\frac{\mathrm{d}e(t)}{\mathrm{d}t}\right] \tag{10}$$

  式中第一项为比例调节，K_P 为比例系数；第二项为积分调节，T_I 为积分时间常数；第三项为微分调节，T_D 为微分时间常数；$u(t)$为 PID 控制器的输出信号；$e(t)$为给定值与测量值之差。仪器会根据用户所设定的温度及室温自动计算出比较合理的 P、I、D 参数，当然也可以自定义 P、I、D 参数，仪器重启后将会恢复为本仪器自动计算的参数。若需要改变 P、I、D 三个参数，可在此界面长按启/停键 10 s，进入 PID 参数调节模式，通过方向按键及确定键可对 P、I、D 三个参数进行调节。P 参数调节范围：0～99，步距 1；I 参数调节范围：0～99，步距 1；D 参数调节范围：0～9.9，步距 0.1。默认情况下，开放式 PID 温控仪的 PID 的参数是通过理论分析和大量的实验得到的一个最符合本仪器的参数（作为默认值，默认值随环境温度不同有所不同）。开机后 PID 参数为默认值。

- 进入实验按钮：按下此按钮时，仪器会自动判断设定参数是否合理。当参数不合理时，仪器将会弹出警告窗口提示出错信息，用户需按提示要求修改所有错误数据后，再次点击此按钮方能进入温控界面。

此外，温控仪设有超温 65 ℃保护及缺水保护功能，以避免因 P、I、D 参数设置不合理或缺水而导致温度持续升高进而影响仪器寿命的情况。超温保护时，本仪器保护功能介入，显示屏提示超温并主动停止加热，同时开启恒温水箱风扇快速降温以保护实验仪；缺水保护时，蜂鸣报警，显示屏提示缺水并停止加热，需检查恒温水箱内水位是否处于水位线内且水位开关上的浮球已上浮至水位开关顶端。

温控界面左侧灰色底纹方框为功能控制区，上方白色底纹方框为数值显示区域，中间为绘图坐标区域，红色字体为温度坐标，白色字体为时间坐标，黄色字体为满功率百分比坐标。

- 指示灯：红色灯为加热指示灯，温控时此灯常亮；绿色灯为CH1通道指示灯，蓝色灯为CH2通道指示灯，指示灯状态与下方通道切换开关对应。
- 风扇控制按钮：可打开或关闭恒温水箱内的风机，风机打开时，图标内的风扇将会旋转。未连接恒温水箱时此功能会被弱化显示且不能被选中及修改。
- 温控开关：温控启/停开关，可通过前面板快捷"启/停"按键切换。
- 通道切换按钮：切换当前温控通道，可以在CH1与CH2之间切换，为防止操作错误，当改变通道5 s后，才会执行通道切换命令。通道切换过程需用时1 min，主要是让新通道恒温水箱内初始水温稳定，更便于仪器快速温控。
- 数据管理按钮：切换到数据管理页面，此页面可查看历史温控数据及温度、功率曲线。
- 设置按钮：切换至参数设置界面。
- 坐标轴：温度轴的上下限根据设置温度不同而发生变化。在图形区以横坐标代表时间，纵坐标代表温度或满功率百分比。温度轴的上下限根据设置温度不同而发生变化，时间轴的长度根据持续时间不同而自动变化，显示范围分别包含0～6 min、0～12 min、0～30 min，对应的温度、功率数据采集频率分别为1 Hz、0.5 Hz、0.2 Hz，并将采得的数据标示在图上。温度达到设定值并保持2 min温度波动小于0.1 ℃，仪器自动判定水温达到平衡，并在图形区右边显示过渡时间t_S、动态偏差σ、静态偏差e。

在本实验中，水温平衡10 min后，仪器自动判定待测液体温度达到平衡，并显示"开始实验"提示，此时可以开始实验。一次实验完成退出时，仪器自动将屏幕按设定的序号存储，以供必要时查看、分析和比较。

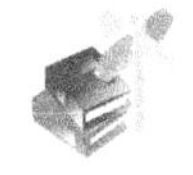

【实验内容与数据表格】

1. 检查仪器的水位，确保水位正常

仪器的水位应处在恒温水箱上下刻度间，若低于最小刻度线，需添加纯水。

平常加水从恒温水箱顶部注入。若水箱排空后第1次加水，应该用软管从出水孔将水经水泵加入水箱，以便排出水泵内的空气，避免水泵空转(无循环水流出)或发出嗡鸣声。

2. 调节水位管铅直

将水准泡放置于变温黏滞系数实验仪底座上，调节底座螺丝，使水准泡中的水泡位于中心位置，此时水位管为铅直状态。

3. 测定小球直径

用螺旋测微器测定小球的直径 d，共测6次，并记录螺旋测微器的初读数 d_0。根据小球直径平均值 $\bar{d}$ 与螺旋测微器的初读数 d_0 得到修正读数后的结果 d。数据记入表1。

表1　待测小球的直径

螺旋测微器的初读数=________$\times 10^{-3}$ m

类型	次数						平均值 $\bar{d}$	标准偏差 S_d	修正读数后的结果 d
	1	2	3	4	5	6			
小球									
中球									
大球									

4. 设置仪器加热温度为30 ℃并开始加热

启动温控实验仪，输入当前室内温度，设置加热温度为30 ℃并启动加热。加热时间较长，开始实验时也可以先加热再进行仪器调节与测量工作。温控仪温度达到设定值后再等约10 min，可认为样品管中的待测液体温度与加热水温完全一致。

5. 确定水位管中小球下落的测量范围

用挖油勺盛住小球，沿样品管中心轻轻放入液体，使小球沿样品管轴线下落，观察小球在什么位置开始做匀速运动(收尾速度)。根据小球运动状态来选择小球下落的测量距离，下落测量范围的初始位置应选择在小球开始进入匀速运动略低的位置，建议初始位置距离液面远些，下落测量距离不宜太短。

6. 测量小球在液体中的收尾速度

用挖油勺盛住小球沿样品管中心轻轻放入液体，测量过程中，尽量避免对液体的扰动。视线与小球位置平齐,当小球下落经过测量范围的初值位置时,立即启动秒表,使秒表开始计时,当小球到达测量范围的结束位置时,再按一下秒表,使秒表结束计时。此时秒表显示的时间即为小球在液体中指定测量范围内匀速下落所用的时间。

用磁铁引出小球,重复该过程,多次测量小球下落时间。

7. 测量不同直径小球在液体中的收尾速度

更换不同直径小球,重复步骤6,测量不同直径小球下落的时间,记入表2。

表2 不同直径小球在同一温度下黏滞系数的测量

$\rho_{球} = 7.8 \times 10^3$ kg/m^3　　$\rho_{液} = 0.95 \times 10^3$ kg/m^3　　$D = 2.0 \times 10^{-2}$ m

室温:________℃　　液体温度:________℃　　L(下落距离)=______cm

	测量次数	小球 D = ______mm	中球 D = ______mm	大球 D = ______mm
下落时间 t/s	1			
	2			
	3			
	4			
	5			
	6			
平均值				
标准偏差				
收尾速度 v_0 /(m/s)				
黏滞系数 η /(Pa·s)				
雷诺数 Re				
修正后的黏滞系数 η_1 /(Pa·s)				
相对误差				

8. 测量同一直径小球在不同温度下的下落时间

改变温度(35 ℃、40 ℃、45 ℃、50℃),待液体温度达到稳定后,重复步骤6,将数据记入表3。

表 3　同一直径小球在不同温度下黏滞系数的测量

$\rho_{球} = 7.8 \times 10^3\ kg/m^3$　　$\rho_{液} = 0.95 \times 10^3\ kg/m^3$　　$D = 2.0 \times 10^{-2}\ m$

室温：______ ℃　　小球 D=______ mm　　L（下落距离）=______ m

	测量次数	液体温度 T/℃				
		30	35	40	45	50
下落时间 t/s	1					
	2					
	3					
	4					
	5					
	6					
平均值						
标准偏差						
收尾速度 v_0 /(m/s)						
黏滞系数 η /(Pa·s)						
雷诺数 Re						
修正后的黏滞系数 η_1 /(Pa·s)						
相对误差						

9. 实验全部完成后，用磁铁将小球引出，保存到对应小圆盒内，以备下次实验使用。

10. 处理数据

计算不同温度下的液体黏滞系数 η。

处理表 2、表 3 数据，得出小球在不同温度下的收尾速度 v_0，将 $\rho_{球}$、$\rho_{液}$、D、d、v_0 等参数代入式(4) 计算黏度 η，再由式(6) 计算 Re，若需计算 Re 的 1 级修正，则由式(8) 计算经修正的黏度 η_1。

试分析同一温度下不同直径小球对黏滞系数测量的影响。

将表 3 中黏度 η 测量值在毫米方格坐标纸上作 η-T 关系曲线，讨论黏度随温度的变化关系。

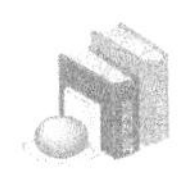

【注意事项】

1. 通电前检查水位。

2. 小钢球体积较小，小心操作避免丢失。

3. 小钢球直径存在细微差异，一组球中使用同一小球进行整个实验。

4. 温度由低及高设置进行实验。

5. 温控仪温度达到设定值后再等约 10 min，使样品管中的待测液体温度与加热水温完全一致(有弹窗)，才能测液体黏度。

6. 进行小球下落时间测量时应保持视线与小球位置平齐。

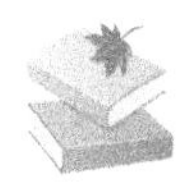

【分析与思考】

1. 斯托克斯公式的满足条件是什么？本实验是如何满足这些条件的，又是如何修正的？

2. 如果小球下落时样品管倾斜，会对结果产生什么样的影响？

3. 在特定的液体中，当小球的半径变化时，它的收尾速度如何变化？当小球的速度增加时，又将如何变化？

4. 分析本实验中误差产生的原因。

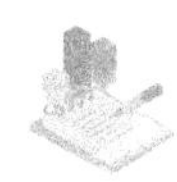

【拓展阅读】

黏滞系数在医学中的应用

黏滞系数在医学中的应用范围广泛，涉及生物流体、细胞生物力学、药物输送和医学成像等多个领域，对于诊断和治疗疾病、研究生理过程等方面都具有重要意义。

血液流变学：血液是一种复杂的生物流体，其黏滞系数是衡量血液流动性的重要指标。通过测量血液的黏滞系数，可以评估血流动力学及红细胞变形能力等生理状态，从而诊断和治疗心血管疾病、贫血等疾病。

细胞生物力学：细胞是人体的基本单位，其内部的生物力学特性包括黏滞系数等参数对于细胞结构、功能和代谢过程具有重要影响。通过测量细胞的黏滞系数，可以研究细胞的机械特性、细胞内部的物质运输、细胞外基质与细胞之间的相互作用等生理过程。

药物输送：在药物输送领域，黏滞系数常用于评估药物的输送效率和药物在体内的分布情况。例如，血液中的黏滞系数会影响药物在体内的输送速度和分布情况，因此可以通过调整药物的配方和输送方式来提高药物的输送效率。

医学成像：黏滞系数在医学成像技术中也具有重要的应用。例如，在超声弹性成像中，通过测量组织的弹性模量和黏滞系数，可以非侵入性地评估组织的机械特性，从而实现组织的定量分析和病理诊断。

附 录

1. 小球在达到收尾速度之前所经路径 L 的推导

由牛顿运动定律及黏滞阻力的表达式,可列出小球在达到收尾速度之前的运动方程:

$$\frac{1}{6}\pi d^3\rho_{球}\frac{dv}{dt}=\frac{1}{6}\pi d^3(\rho_{球}-\rho_{液})g-3\pi\eta dv \tag{附 1}$$

经整理后得:

$$\frac{dv}{dt}+\frac{18\eta}{d^2\rho_{球}}v=\left(1-\frac{\rho_{液}}{\rho_{球}}\right)g \tag{附 2}$$

这是一个一阶线性微分方程,其通解为:

$$v=\left(1-\frac{\rho_{液}}{\rho_{球}}\right)g\cdot\frac{d^2\rho_{球}}{18\eta}+Ce^{-\frac{18\eta}{d^2\rho_{球}}t} \tag{附 3}$$

设小球以零初速放入液体中,代入初始条件($t=0$, $v=0$),定出常数C并整理后得:

$$v=\frac{d^2g}{18\eta}(\rho_{球}-\rho_{液})\cdot\left(1-e^{-\frac{18\eta}{d^2\rho_{球}}t}\right) \tag{附 4}$$

随着时间增大,式(附 4)中的负指数项迅速趋近于 0,由此得收尾速度:

$$v_0=\frac{d^2g}{18\eta}(\rho_{球}-\rho_{液}) \tag{附 5}$$

式(附 5)与实验 9 中的式(3)是等价的,收尾速度与黏度成反比。设从速度为 0 到速度达到收尾速度的 99.9%这段时间为平衡时间 t_0,即令:

$$e^{-\frac{18\eta}{d^2\rho_{球}}t}=0.001 \tag{附 6}$$

由式(附 6)可计算平衡时间。

若钢球直径为 1×10^{-3} m，代入钢球的密度 $\rho_{球}$、蓖麻油的密度 $\rho_{液}$ 及 40 ℃时蓖麻油的黏度 $\eta=0.231$ Pa·s，可得此时的收尾速度 v_0 约为 0.016 m/s，平衡时间 t_0 约为 0.013 s。

平衡距离 L 小于收尾速度与平衡时间的乘积，在我们的实验条件下，小于 1 mm，基本可认为小球进入液体后就达到了收尾速度。

2. 特定温度下蓖麻油的黏滞系数的标准值

附表 1 列出了特定温度下蓖麻油的黏滞系数的标准值，需要注意的是，蓖麻油的黏滞系数受到多种因素的影响，如温度、压力、油的纯度、油的来源等。因此，不同实验条件下得到的黏滞系数可能存在一定的差异，附表 1 中的数据仅供参考。

附表 1　特定温度下蓖麻油的黏滞系数的标准值

温度 T/℃	0	5	10	15	20	25	30	35	40	45	50
黏滞系数 η /(Pa·s)	5.30	3.76	2.42	1.54	0.99	0.62	0.45	0.31	0.23	0.15	0.13

参考文献

1. 钱锋,潘人培.大学物理实验[M].修订版.北京:高等教育出版社,2005.
2. 冀敏,陆申龙.医学物理学实验[M].北京:人民卫生出版社,2009.
3. 沙振舜,周进,周非.当代物理实验手册[M].南京:南京大学出版社,2012.
4. 陈仲本,况明星.医用物理学[M].2版.北京:高等教育出版社,2018.
5. 戴玉蓉.预备物理实验[M].南京:东南大学出版社,2011.
6. 杨玲珍,王云才.大学物理实验教程[M].5版.北京:科学出版社,2022.
7. 李雪.大学物理实验[M].北京:机械工业出版社,2023.
8. 马文蔚,周雨青,谢希顺.物理学:上册[M].7版.北京:高等教育出版社,2020.